新自然主義

新自然主義

修 復 身 體 的 小 精 靈

褪黑激素

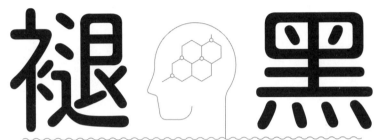

啟動好眠、抗老、防癌、保骨、止痛、自癒力

腎臟科名醫

江守山 著

1

Part 1
如果真有神奇保健品，它就叫：褪黑激素

Part 2
褪黑激素不思議的保護力，助你身體逆轉勝！

褪黑激素讓白色脂肪 out 棕色脂肪 in

有了褪黑激素就能打擊肥胖，保護身體器官

醫學小學堂

江醫師小叮嚀

Part3
褪黑激素有多好？江醫師的私房處方！

推薦序
褪黑激素的好用與妙用

　　隨著台灣人口結構快速高齡化，大眾對養生延長壽命的知識需求急劇增加，可惜的是，主流醫學的觀點往往是疾病導向，因此必須靠自己先做好功課，利用各種知識平台例如網路、社群媒體、書籍等等來獲取更完善的健康新知，並且根據資料做好求證判斷的工作，才能避免陷入人云亦云，反而無所適從的困境。

進一步認識褪黑激素對人體的好處

　　在過去，褪黑激素的重要性被忽略了，但近幾年開始逐漸受到重視。身體分泌的褪黑激素有 5％ 是來自松果體，主要是參與生理時鐘的調控。因此緩解失眠或是調整時差是大家熟悉的褪黑激素功能。然而，大眾可能不清楚的是，95％ 的褪黑激素由粒線體產生，是身體最重要的抗氧化劑，直接中和細胞內、粒線體內的自由基。人體細胞在正常運作下無時無刻都會產生大量的自由基，更何況現代人的生活充滿了電磁波、加工食品以及污染物，導致各種各樣的自由基充斥全身，如果無法及時的利用抗氧化劑提供電子來中和自由基，自由基便會搶奪身體器官細胞、組織的電子，造成身體失去電子而氧化導致加速老化。這也充分的說明了褪黑激素之所以能夠抗老化、抗癌以及回春的效果。

曬太陽是人體取得褪黑激素最主要的方式，藉由陽光中的近遠紅外線照射粒線體後就能產生，可惜，隨著老化，身體產生褪黑激素的能力開始遞減，因此會建議除了多曬太陽外，可以藉由口服方式取得。褪黑激素在歐美目前屬於一般保健營養補充品，但是在台灣仍然屬於處方藥物，一般民眾取得相對困難，儘管如此，我們還是可以從食物間接或直接取得。例如，藉由攝取富含褪黑激素前趨物色胺酸（Tryptophan）的食物，例如納豆、堅果類、全穀類、乳製品等，再搭配維生素 B6 就能產生褪黑激素；或是可以直接攝取富含褪黑激素的食物，例如酸櫻桃、芝麻、開心果、番茄、奇異果、洋蔥等。

透過本書，讀者可以了解江守山醫師對於褪黑激素的深入研究心得及結合其豐富臨床經驗的獨到見解。江醫師利用淺顯易懂的圖像與文字敘述，並透過引述近幾年來科學家對於褪黑激素的各項研究來證實它對人體的重要性，引領我們重視及善用。因此，對於有追求健康養生意識的讀者，我大力推薦閱讀本書，藉由書中深入淺出的內容，充分了解褪黑激素的重要性、效用以及使用方式。達到延緩老化、增強免疫能力、降低疼痛發炎，提升整體健康生活品質的目的。

YT

FB

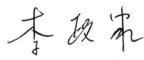

美國脊骨神經醫學博士

保健食品明日之星就是褪黑激素

很榮幸能夠推薦江守山醫師的新書《褪黑激素：修復身體的小精靈》，這是坊間少見探討這個神奇保健品的科普書籍。我覺得時候到了，一般民眾應該要開始全面了解褪黑激素的妙用。

過去 17 年來，褪黑激素在美國的銷量成長 12 倍，如此高的增長幅度在營養食品界來說，可謂相當驚人。我個人認為，之所以有如此高的成長，是因為歐美人士對褪黑激素的效用越來越肯定，除了用來幫助睡眠或調整時差外，更延伸到其他疾病的預防和治療。

一般認為，褪黑激素可以幫助睡眠、調節血糖、保護神經，但除此之外，還有許多意想不到的好處，本書中都有詳述，大家可好好參考，但我要從細胞層面來補充一下它的機制。

粒線體裡第二大抗氧化劑

首先，從美國前總統川普確診 COVID-19 時，醫療團隊開給他褪黑激素來服用說起。過去的研究證實，細胞被病毒感染時，粒線體裡的褪黑激素會減少，而褪黑激素是粒線體裡的第二大抗氧化劑，可以幫忙中和粒線體活性氧自由基。當粒線體自由基過多，就會

自我損傷，導致產能不足。所以，補充褪黑激素之所以可以減緩新冠症狀，加速痊癒，就是作用在粒線體裡面。

而粒線體功能障礙，已被證實是大多數慢性病的源頭。從代謝疾病、神經退化疾病、精神疾病、一直到癌症，都是類似的原因，而且都有一個共通點，就是導致葡萄糖無法進入粒線體產生充沛的能量，只能滯留在細胞質，因此葡萄糖只好透過有氧糖解（aerobic glycolsis）分解成乳酸，或透過多元醇途徑（polyol pathway）分解成果糖和尿酸，於是雪上加霜造成一籮筐的問題。

從最新的研究中已經可以勾勒出輪廓，那些看似不相關的新冠病毒、糖尿病、高血壓、躁鬱症、失智、癲癇、癌症等疾病，居然都有共通的細胞內缺陷，所幸褪黑激素都可扮演救火隊的角色，難怪這些年褪黑激素的研究如雨後春筍般冒出，而且效果得到肯定。

雖說如此，到底要服用多少劑量，卻是一個爭議不小的話題。有一派人士認為睡前 3mg（毫克）幾乎是松果體自然分泌量的 60 倍，所以不建議服用。但另一派科學家卻發現劑量越大效果越好，尤其對於嚴重癌症，每 4 個小時服用 60mg，聲稱有非常好的效果。

這個大劑量使用法,來自於一個老鼠實驗。關掉籠子的燈,褪黑激素濃度上升,癌症生長停止。當籠子燈打開時,腫瘤又開始生長。所以實驗結論是建議全天候服用,並且劑量越大越好。另外,由於褪黑激素對於保護粒線體有很好的效果,大劑量提倡者也建議在高輻射的正子攝影(PET)或電腦斷層(CT)2小時前,補充300mg。

總之劑量多少,至今還沒有共識。還好,褪黑激素是一個非常安全的補充品,沒什麼副作用,目前公認最常用的劑量是成人每日3~6mg,在許多方面都有不錯療效。

實驗證實褪黑激素保護力

我曾經花了好幾年的時間在思考,人體的褪黑激素只有5%是由松果體分泌,另外95%是由細胞裡面的粒線體所分泌,而且是粒線體自己用來中和抗氧化劑之用,不會外溢到血液中。所以,如果我們為了幫助睡眠,在睡前補充3~6mg,以便在大腦內發揮作用是有道理的,但對於粒線體失衡所引起的全身性疾病會有幫助嗎?會不會杯水車薪呢?

不過這個疑惑很快在2018年的《粒線體研究》期刊中得到證實。原來,我們服用的褪黑激素中,大約會有1/10穿越細胞膜進入粒線體,而且劑量越高進入越多。

在老鼠實驗中發現，差不多每公斤體重 40mg 時，細胞核內的褪黑激素就會達到飽和，換算成人類的話，最高有效劑量差不多是每公斤體重 1.6 ～ 6.5mg。但我還是不建議一般民眾嘗試高劑量，畢竟這還是在實驗性階段。但褪黑激素由於療效廣泛、副作用極低、可以「導彈式」修復粒線體，的確是保健食品的明日之星，潛力無窮。

　　可惜，仍有些國家把它列為藥品，而且劑量偏低，希望可以早日解禁，讓一般民眾可以自由選購，服用有效劑量。如此一來，可以減輕疾病造成的健保負擔，也可以提高全民健康，確保生活品質。

FB　　　　YT

陳俊旭

美國自然醫學博士

期待褪黑激素能為大家
帶來更好的生活

褪黑激素在台灣屬於藥品，是「不存在的健康食品」，我個人是在 1995 年第一次踏上加拿大時，才在健康食品店第一次看到褪黑激素。但在台灣，我們只能買到褪黑激素的前驅物產品，也就是色胺酸豐富的健康食品。

我是一名執業 40 年餘的臨床醫師，對於自己所知的醫學至今仍常覺得非常的不足，不斷想開拓知識領域，因為很多的疾病沒有辦法依照現有的主流領域，有效地幫助我所照顧的病人，因此行醫中，每每遇到瓶頸不得其解時，自然對各種自然醫學、整合醫學和今天的輔助醫學產生濃厚的興趣。每上完一堂課、讀完一本書，對人體健康的認識就更上了一層樓。只是這些知識對一個人的健康有沒有幫助呢？要證明一定就是自己先嘗試，仿效神農嘗百草的精神去力行，確定有效果後，才推於家人，最後幫助到病人。

對於褪黑激素，我跟大家的態度是一樣的，就是有一點點視而不見，但偶爾不好睡時會拿出來吃一顆。只是礙於法令的限制，讓許多人沒有辦法利用它來改善睡眠，只能選擇用安眠藥這點是非常可惜的。

生理作息正常的人會在睡眠前大量產生褪黑激素，提供良好的睡眠品質，讓身體充分獲得休息，因此就能每天都有良好充足的體力以及精神專注力，當然也包括免疫力。

也因此，所謂「失眠是百病之源」，只要能改善失眠，自然能改善健康，一切似乎就是這麼簡單，這是我對褪黑激素最開始的正面印象。然而當我拿到這一本書稿仔細拜讀後，我深深的受到感動，讚嘆江醫師如此鉅細靡遺用科學的證據，清楚解釋為什麼褪黑激素可以幫助我們達到健康。

超過百篇期刊論文的說服力

江醫師舉超過 100 篇以上的期刊論文說明，褪黑激素不僅僅擁有強大的抗氧化能力，除可以修復各種細胞、預防慢性疾病、減緩老化外，還能增強免疫力、避免骨質疏鬆、減少慢性疼痛來降低服用各種傷害肝腎副作用的止痛藥，並且還具有抗癌防癌功效，能減少化放療的副作用等功效，甚至還是最強的瘦身荷爾蒙，可以改善因肥胖引起的腦心肝腎病變！褪黑激素值不值得我們試一試呢？我個人當然正面對待。

當然，我也會更主動推薦我的病人多攝取一些色胺酸含量豐富的食物與健康食品，並勸病人晚上房間的燈光不要開太亮，多刺激褪黑激素分泌，這樣子在晚

上 9 點到 11 點在亥時走三焦經能自然產生睡意上床睡覺。

非常期待有朝一日政策的開放，讓褪黑激素對人體健康的幫助能夠大放光芒。

願各位讀者在閱讀完之後跟我有一樣甚至更多的收穫跟喜樂，能夠幫助自己的健康幫助家人更幫助自己的朋友。

FB

中華民國能量醫學學會理事長
台灣輔助醫學醫學會專科醫師

保健新思維──褪黑激素能為身體帶來更多的好處！

　　想要寫一本談「褪黑激素」的書已經很久了。「聽說褪黑激素對改善失眠很有效果，但這好像不算什麼新鮮事，而且只有一個功效需要大書特書嗎？」多數人一看到「褪黑激素」這主題難免會產生這類的困惑。

　　大多數人不知道的是，褪黑激素的功效可不只「改善失眠」，事實上，它對人體的好處，遠比多數人知道的多很多！

　　它除了是天然的安眠物質，可以幫助入睡、調整時差外，還能提高免疫力、抗老防衰、防治癌症、保護心血管、預防心臟病與高血壓，更具有抑制器官纖維化、緩解神經痛與各種慢性疼痛、保骨抗骨鬆、舒緩壓力、幫助減肥等多種功效。更重要的一點是，它十分安全，適當使用補充，幾乎不會有什麼明顯不良的副作用。

　　在看完上述褪黑激素的超強功效後，你可能馬上會想問：「褪黑激素好像蠻厲害的，但江醫生能提出證

據來佐證嗎？」以及「既然褪黑激素可以安心使用，那醫師自己有沒有吃呢？」

有的！有的！這兩個答案都是肯定的！有句網路流行語是這樣說的：「有圖有真相」，關於證據這部分，我將在本書中分享長達幾十年來，世界各地專家在反覆驗證後提出的各種研究數據與結果，並以臨床上的實際案例，讓大家更全面深入地了解「褪黑激素」。

至於是否自己有補充褪黑激素呢？畢竟我已不再年輕了，身體這台機器用了這麼久，就算未曾出過大問題，但難免小問題不斷。因此我天天都會補充適量的褪黑激素，希望能在不帶給身體額外負擔的前提下，減少這台機器維修故障的頻率，讓我能維持健康，有品質地過往後的生活。

由於社群媒體興起，許多專家、達人或網紅會透過文章、影片等方式推薦分享產品，目的都是為了達到提升產品的銷量。

有些讀者或許會認為我這麼推薦褪黑激素，是為了鼓勵讀者在我所經營的「江醫師健康舖子」購買，認為我寫這本書是為了讓「褪黑激素」熱賣，那各位就想錯了！

事實上，無論是在我的魚舖子或其他藥局、保健食品專賣店，台灣民眾都無法買到褪黑激素。因為「褪

黑激素」在台灣屬於藥品，是管制用藥，必須有醫師處方才能使用。遺憾的是，目前在改善睡眠障礙上，多數醫師仍採用對於人體來說屬於化學物質的安眠藥，更遑論對其他疾病的治療。

然而，褪黑激素在國外則屬於一般保健食品，民眾可以在網路上如 Amazon 或 CVS、WALGREENS 等連鎖實體藥妝店合法購買。

放寬限制，實踐醫學創新，才能創下三贏局面

由於國內對保健食品的認定與管制，部分保健食品國人得到國外才能買得到，這樣保守的法規，其實為台灣帶來了三輸的局面：首先是，消費者得付出高昂的航空運費購買產品，如果過程中出了問題也無法向廠商求償；其次，政府收不到稅收，也無法管理這些從國外買進來的保健食品；最後，醫師失去了以很低的代價治療疾病的手段。政府的想法與作法，實在讓我百思不解。

褪黑激素之所以無法在台灣開放販售？以及在疾病治療上鮮少見到它的使用？我認為很大的因素在於褪黑激素屬天然物，不能申請專利，在沒有專利的保障下，藥廠等相關單位恐怕是無利可圖的。關於這部分水有點深，也不是本書想討論的重點，所以我們點到為止。

因此，我想呼籲政府重視「醫學創新」這件事。在長達 30 多年的學醫和行醫路上，我有很深刻的感想，那就是「醫學研究者通常太過保守」。

　　回顧醫界歷史，我們可以看到很多這類的例子，當新想法、新發現、新觀念被提出時，得到的回應往往是眾人的嘲笑或是質疑。

　　不論是 100 多年前法國科學家、微生物之父路易士·巴斯德（Louis Pasteur）提出細菌會致病；英國醫師、現代外科醫學之父約瑟夫·李斯特（Joseph Lister）提倡手術須消毒；或是 10 多年前澳洲微生物教授巴里·馬歇爾（Joseph Lister）和病理學家羅賓·華倫（Robin Warren）發表胃潰瘍多為幽門螺旋桿菌所致，須用抗生素治療等主張時，都曾受到質疑與不認同。

　　類似的例子不勝枚舉，「醫學創新」總要經過好幾年才能被接受、被採納，這實在是十分可惜的一件事。我不是說謹慎行事不應該，「大膽假設、小心求證」肯定是必要的，更何況治療施作對象是人，可不能開玩笑。但是對於已經過反覆實驗求證而得出的新發現，我們是否能用更開放的態度看待，在新舊觀之間開啟對話空間，彼此好好交流呢？

目前，褪黑激素的使用也正處在這樣一個尷尬的狀態，希望無論是醫師、藥劑師、護理人員、營養師等專業人士和一般民眾，都能對它有適當的認知，多了解它能帶來的好處，這麼一來，就有機會讓更多人受惠，讓更多人擁有更好的生命和生活品質。

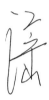

勇於新嘗試——先認識褪黑激素，再判斷是否需要它！

提到褪黑激素，你想到什麼？可以調時差，長途旅行日夜顛倒的時候很好用？可以幫助入睡、告別失眠的煩惱，是最天然的安眠藥？

的確，褪黑激素的助眠功效無庸置疑，從 1960 年耶魯大學皮膚科醫師亞倫・勒納（Aaron Lerner）發現將褪黑激素注入人體能產生安眠效果，到爾後科學家進行一系列有系統性、規模性的實驗後，已經證實褪黑激素的助眠效用。

當相關報導越來越多，歐美民眾搶購使用，並在各大雜誌期刊和電子媒體上分享使用經驗與回饋讓我們看到了它不可思議的安眠效果，有不少人甚至說褪黑激素是睡眠救星。

不過，若只是把褪黑激素和安眠藥畫上等號，只把它視為神奇的天然助眠劑，那未免就太小看它了！

對於褪黑激素稍有了解的人，可能會知道它在歐美國家曾經紅極一時。約莫 30 年前，來自世界各地的

50 多位科學家們在一場學術會議上，針對褪黑激素的多年研究進行交流與討論，最後大家得出一個結論：除了幫助睡眠外，褪黑激素更有延緩老化、防治癌症等多種疾病的功效，於是褪黑激素在西元 1995 年，登上美國紐約新聞週刊（Newsweek）的封面，成為專題報導的主角，自此受到世人的注目。

接著書籍、媒體報導、雜誌文章再次熱烈地討論起關於它能克服失眠、延緩衰老、對抗多種疾病等不可思議的功效，於是健康食品市場又一次颳起了一陣搶購旋風，褪黑激素的銷售量呈現暴風式成長。

褪黑激素的熱度從未消逝

隨著褪黑激素的熱度而來的質疑，當然也沒有少過，例如「褪黑激素買了就吃，沒有食用標準和依據，這樣好嗎？」「任意服用褪黑激素，未來會不會面臨難以承受的後果？」「褪黑激素的神奇功效似乎比較像是部分科學家樂觀的推論與期待，有些實驗樣本數少，有些僅止於動物實驗，這樣的證據夠強而有力嗎？」

確實，1995 年那個年代，對於褪黑激素的實驗佐證的資料不夠完善，一些論點稍嫌薄弱，不具絕對的說服力。值得慶幸的是，當熱潮漸漸冷卻後，仍有許多科學家堅持在褪黑激素的研究領域中，默默進行各種

動物與人體實驗。而今 20 多年過去了，那些當時的推測以及不確定性，在今日都有了更明確的結論。

在瀏覽一篇又一篇的實驗研究報告後，我們可以確定褪黑激素的功效包括：減少進入睡眠狀態的等待時間、增長睡眠時間、優化睡眠品質、改善時差引起的睡眠障礙、調整混亂的生理時鐘、中和並清除自由基，防止 DNA 被氧化傷害，直接保護細胞、促使 T 輔助淋巴細胞合成並釋放可活化免疫系統的細胞激素，使身體免疫力變得更好、中和並阻斷致癌物質對身體的破壞、阻止腦內澱粉斑塊的形成、減少體內膽固醇的形成，並阻止壞膽固醇的堆積、控制血壓、促進骨質新陳代謝，並抑制破骨細胞，平衡骨頭破壞與修復的速度、阻止皮質激素的生物合成、促進棕色脂肪增生、降低受體素阻抗等。

並非萬靈神藥卻值得期待

正因為上述多到不可思議的功效與人體功能息息相關，褪黑激素因此被認為對於老化、癌症、動脈粥狀硬化、心衰竭、高膽固醇、心律不整、器官纖維化、慢性疼痛、骨質疏鬆、腎臟病、糖尿病、肥胖……等，都有正面積極的幫助或輔助治療的效果。

在醫療現場，我們會發現一個老人來看病的時候，不同醫師會因為他的血壓高開 2 種藥，血脂高開 1 種

藥，血糖高開 4 種藥，然後再因為關節痛又多開 1 種藥，另外便祕再開 1 種藥。

在長達 30 多年的行醫現場，我看過太多因年老體衰而百病纏身的人，在醫生「頭痛醫頭、腳痛醫腳」的症狀治療原則下，每天吃著緩解改善不同病症的百種藥物。

每每看到這些狀況，我總是不斷地思考：「年老非得和體衰、吃藥畫上等號嗎？是藥三分毒，若健康出了狀況，只能這樣治療嗎？有沒有更好的做法呢？」在看到褪黑激素相關研究數據與報告陸續發表後，我彷彿看到希望和光明，覺得答案已呼之欲出！

成分天然，比藥物副作用低

生老病死是生命中的必然，我們無法避免也無從抗拒，而光褪黑激素這個單一項的荷爾蒙就有機會可以「對付」老化、高膽固醇、動脈粥狀硬化、癌症等多種不受歡迎但又經常不請自來，甚至還可能「結伴同行」的常見疾病，提供了我們能夠以更優雅的姿態老去，在面對大大小小的健康問題和疾病時，也能以更舒服的方式治療。這是一件多麼令人感到喜悅的事啊！

此外，更讓人興奮的是，褪黑激素屬天然物質，根

據了解，目前幾乎沒有副作用，與許多藥物相比，在使用上相對安全、不傷身，讓人十分放心。

「既然褪黑激素這麼神奇，為什麼和其他藥品或保健食品相比，在台灣的曝光度卻不高，討論熱度也差很多？市面上的相關書籍也屈指可數？」誠如我在作者序中提到的，褪黑激素屬於天然物，不能申請專利，自然我們也就很難期待他們願意用心做任何研發，更遑論費時費錢辦理研討會向醫師們推廣，並提供基本知識、選購指引、服用須知等相關資訊教育大眾了。

這也正是我想出版此書的契機，希望能透過易懂的文章，深入淺出地介紹褪黑激素，並與大家分享專家們的研究成果和我所經歷的那些令人振奮的臨床實證。

希望本書能帶領各位讀者，對褪黑激素有基本的概念和認知，了解褪黑激素的功效、使用方法、注意事項等資訊，並且在這樣的前提下，根據自己的需求做出明智的判斷，無論願意嘗試使用與否，都不是道聽塗說、人云亦云，更期望在認識褪黑激素後，您能擁有更健康的人生！

Part 1

如果真有神奇保健品
它就叫：褪黑激素

褪黑激素 Q&A，秒懂神奇荷爾蒙

你認為出現以下症狀：莫名疼痛、壓力、消化不良、胃食道逆流、皮膚老化、失眠、感染、肥胖以及常見的高血壓、高血糖、高血脂、骨質疏鬆、夜尿、癌症、巴金森氏症、阿茲海默症、肌少症、椎間盤老化、老年黃斑部退化等「老人病」時，需要吃多少藥物才能緩解呢？

針對上述林林總總的疾病與問題，我們非得被迫成為藥罐子，吃一大堆藥嗎？有沒有一種東西能幫助我們把藥量減得再少一些呢？有的，「褪黑激素」可能就是這神奇的少藥祕密武器！

褪黑激素是人體會自動分泌的荷爾蒙，發現之初並沒有受到太多的矚目和討論，但隨著越來越多的研究分析公開，漸漸引起討論，甚至被譽為是「近代科學界一項最驚人的發現」、「將使醫學產生根本改變」，以「奇蹟」之姿重新展現於世人眼前。

到底褪黑激素是什麼？有多神奇？人體本就會分泌為何還需要補充？安全嗎？能創造什麼奇蹟？對身體只有好處沒有壞處嗎？且讓我們用 9 個關鍵 Q&A，一起快速了解在這一夕爆紅、熱度不減的褪黑激素。

Q1 褪黑激素是什麼？

A1：它是松果體分泌的一種荷爾蒙，直接或間接控制全身機能。

褪黑激素（Melatonin）是一種在動物與植物體內都存在的「天然荷爾蒙」。在人類與動物身上主要由位於大腦中心處的松果體分泌，同時也在視網膜、腸胃道、皮膚等組織和細胞中合成，控制著「睡眠／清醒」的週期與節奏。

松果體會根據接受光線的多寡來決定褪黑激素分泌的量。一般而言，白天時分泌的量不多，隨著太陽西下、夜幕低垂後，褪黑激素的分泌量就會逐漸增加，約在凌晨 2、3 點達到高峰（見右頁上圖），此時的濃度約莫是白天的 10 倍[1]，也因此褪黑激素又被稱為「睡眠荷爾蒙」、「黑暗荷爾蒙」。

除了光線，年齡也是影響褪黑激素濃度的一大主因。人在出生後大約 3 個月體內褪黑激素分泌量開始增加，6 歲左右來到夜間分泌最旺盛時期，青春期時分泌量開始明顯下降，爾後隨著年齡的增長持續減少（見右頁下圖）。根據研究，40 歲左右成人體內褪黑激素的分泌量已不到 20 歲的一半。

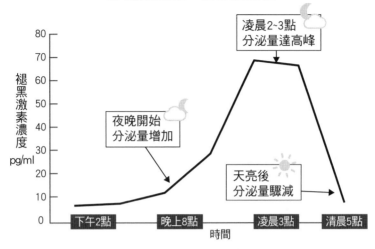

● 褪黑激素一日分泌變化

凌晨2~3點
分泌量達高峰

夜晚開始
分泌量增加

天亮後
分泌量驟減

褪黑激素濃度
pg/ml

下午2點　　晚上8點　　凌晨3點　　清晨5點

時間

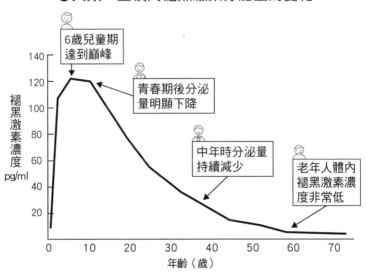

●人類一生夜間褪黑激素分泌量的變化

6歲兒童期
達到巔峰

青春期後分泌
量明顯下降

中年時分泌量
持續減少

老年人體內
褪黑激素濃
度非常低

褪黑激素濃度
pg/ml

年齡（歲）

褪黑激素不只掌管了人體的生理時鐘，也指揮著許多其他激素的分泌，等於直接或間接地操控著全身各器官、細胞的生理活動，例如睡眠、代謝、生殖、血壓、免疫反應、體溫等。對於人體來説影響廣泛，是非常重要的存在。

其實褪黑激素除了由松果體分泌之外，在人體最主要的合成是在各個細胞的粒線體中合成。大概占了人體總合成量的 95% 以上。這也是為什麼褪黑激素幾乎在所有的器官系統都有功能跟影響力的原因。

Q2 身體會自行產生褪黑激素，還需要額外補充嗎？

A2：不一定需要，看個人需求，我自己則是每天補充。

先説我個人的部分，我沒有三高或失眠的問題，但自從看了大量與褪黑激素相關的文獻報告後，我每天都會補充褪黑激素。考量的原因很多，包括褪黑激素的分泌隨著年紀增加而減少，經常使用含氟牙膏會導致松果體萎縮進而影響褪黑激素的分泌，許多臨床研究顯示褪黑激素可以抗衰老，以及在各種狀態下補充褪黑激素有多種好處，最特別的是額外補充褪黑激素並不會抑制自身褪黑激素的分泌。

就像綜合維生素、益生菌、膠原蛋白等保健食品一樣，對身體健康有益的成分是否需要額外補充總是有很多的討論空間。如果你還無法確定要不要額外補充褪黑激素，我想也可以從「它是怎麼來的，又是為了什麼會缺少」這個角度去思考。

　　褪黑激素的分泌有一定的規律，基本上是「日落而作、日出而息」的荷爾蒙，在夜晚會大量分泌，反之在白天則製造得少。然而分泌褪黑激素的松果體對於光線非常敏感，會根據接受光量的多寡來決定褪黑激素的分泌量。

　　也就是說，若長期處於晝夜光線強弱差異不大的環境，或經常白天待在光線昏暗的室內、夜晚接受光的暴露，將會導致松果體的分泌節奏紊亂、體內褪黑激素濃度不穩定，這時候就需要進行額外的補充。

　　不過，褪黑激素的分泌不僅受到光線的影響，也受到年齡的影響。到了老年褪黑激素的分泌量將大幅下滑，若擔心身體因褪黑激素濃度的減少而出現睡眠障礙，甚至免疫、身體器官功能受到影響，那麼就可以考慮額外補充褪黑激素。畢竟年紀增長是一個誰都無法改變、逆轉的生理現象。

Q3 我該吃褪黑激素嗎？

A3：建議以年齡和工作生活型態、以及身體健康的狀態來判斷。

褪黑激素是很重要的荷爾蒙，具多種功效且目前被認為安全性高。但即便如此也不建議「沒事就補充，多補充沒事」的心態。

人體腦下垂體裡的松果體會自然產生褪黑激素，正常狀況下從幼兒、青少年到年輕人、中壯年，松果體都能維持良好的運作，因此這段期間靠自身製造，體內褪黑激素的濃度應該就足夠。但到了老年可就不一樣了，當褪黑激素分泌量驟減時，就需要考慮適當補充。

此外，如果身體出現本書第二章節所提及任何用得到褪黑激素的狀態，也不妨考慮適量補充。

Q4 褪黑激素安全無副作用嗎？吃多會不會產生依賴？

A4：褪黑激素安全，幾乎沒有副作用，吃多不會產生依賴或成癮。

褪黑激素雖然在台灣是藥品，但事實上在美國是以食品管理，一般大眾在藥妝店、藥局等都可自由購買，由此可見它的安全性。

此外，許多人體實驗也紛紛證實褪黑激素的安全性。

西元 1990 年，奧地利維也納大學教授沃德．瓦爾德豪澤（F. Waldhauser）就曾發表一篇專文表示：總結 20 多年來的實驗研究，他們相信「褪黑激素具有非常低的毒性、異常高的安全性」。爾後至今持續進行的實驗也都得到以上結論，並且在追蹤適量攝取長達 10 多年的使用者身上，無發現產生任何依賴性和成癮的問題。

至於副作用的部分，大部分的學者認為吃了之後會想睡覺，事實上這是褪黑激素本來的生理作用，不能算是副作用。另外，有文獻指出很少數的人在服用後覺得肚子有點不舒服，或者有很輕微的噁心感。截至目前為止，在我建議服用為數眾多的病人中尚未出現這些現象，不過倒是有人反映吃了褪黑激素後會做噩夢。

Q5 每個人都可以補充嗎？

A5：不是，褪黑激素雖然安全性無虞，但部分族群仍不適合服用。

在歐美國家，自一般民眾可自由購買褪黑激素的 30 年來，有數以百萬計的人使用過它，基本上沒有出現過對身體造成傷害的負面消息。不過，部分特定對象的使用案例數仍太少，不足以確定攝取褪黑激素對將來會造成什麼影響。

因此，嬰幼兒、孕婦、哺乳媽媽、對褪黑激素嚴重過敏者、服用抗凝劑 warfarin 以及抗癲癇藥物者，建議經過醫師同意再服用褪黑激素。

Q6 褪黑激素隨時都能吃嗎？

A6：褪黑激素不能隨時補充，一般狀態下建議睡前服用，特殊治療時要遵守醫囑。

如果你已經翻閱過全書，應該知道褪黑激素有許許多多不可思議的功效，而其中一個就是赫赫有名的「幫助入眠」。

一般來說，服用褪黑激素後，身體會慢慢進入放鬆休息狀態，漸漸地有昏昏欲睡的感覺。因此若是平日自行額外補充褪黑激素，建議在睡前食用。試著想想若是沒留意食用時間，選擇在開會前、開車前吃褪黑激素，結果會議進行時猛點頭打瞌睡、開車開到一半眼睛很重快要張不開……真是讓人不敢想像啊！

不過凡事有原則就有例外，當褪黑激素使用於眼睛疾病和癌症的治療時，就有很多白天的使用方法，也不是只能在晚上睡前才能服用。因此關於褪黑激素的服用時間請把握一個原則：一般狀態下睡前服用，特殊治療時遵照醫囑。

Q7　一次吃多少劑量比較好？

A7：掌握一個大原則：從低劑量開始逐漸增加至達到你要的效果。

　　褪黑激素一次要吃多少比較好，這一題沒有標準答案，因為每個人使用褪黑激素的目的不同，身體對它的敏感度不同、代謝狀況也各異。

　　若是用於健康醫療問題，請務必與醫師討論再決定；若是單純短時間藉助褪黑激素調整時差、解除失眠之苦，不會長期使用，可掌握一個大原則：從低劑量開始嘗試，再逐量增加，直到狀況改善為止。

　　特別補充說明，使用褪黑激素助眠時若吃了之後會在半夜兩三點驚醒，將補充劑量減半，應可避免此現象。

　　在美國、香港等視褪黑激素為保健食品的地區，可找到 0.2mg（毫克）、0.5mg、1mg、3mg、5mg、10mg、20mg、200mg 等各種濃度的褪黑激素產品。大家不妨從 1mg 開始服用，觀察使用後睡眠的深淺、睡覺的品質、白天的精神狀態等，再逐步進行濃度的修正與調整。

Q8 要去哪裡買褪黑激素產品？

A8：在歐美、香港等把褪黑激素視為保健食品的地區皆買得到。

褪黑激素在台灣屬處方藥物，需要醫師開立證明才能服用，公開販售是違反法規的行為，因此民眾無論是在一般藥房、藥妝店或任何網路購物平台都買不到褪黑激素相關產品。

然而在歐美國家、香港等把褪黑激素歸類為保健食品的地方，民眾能在 CVS、Longs Drugs、Walgreens、Rite Aid、屈臣氏等大型連鎖藥品店，或 Amazon 知名網路購物平台輕易自由地選購包括膠囊、錠劑、舌下滴液等不同型式，和從 0.2mg、0.5mg 到 10mg、20mg 甚至 200mg 等各種濃度的褪黑激素相關產品。

台灣民眾若想要購買褪黑激素，可從上述實體或網路等多種管道取得。不過，和所有營養補充品、保健食品一樣，在國外銷售的褪黑激素也存在一些質量問題。

一份發表於西元 2017 年的報告表示 [2]，在加拿大當地的雜貨店和藥店所販售的 31 種褪黑激素，經分析後發現裡面的含量是標示值的 -83% ～ +478% 不等，其中約 3/4 的褪黑激素濃度小於聲稱的 10%，更糟糕的是，有 26% 的產品被發現含有血清素。

Q9 可以從食物中直接攝取褪黑激素嗎？

A9：可以，開心果、烘焙過的咖啡豆、洋菇等都含豐富褪黑激素。

　　事實上褪黑激素是一種天然的荷爾蒙，存在於動物體內，也可在植物身上找到它，因此在一般飲食中我們就會攝取到褪黑激素。

　　而在開心果、洋菇、扁豆、燕麥、薑、玉米、番茄、香蕉、已烘焙的羅布斯塔咖啡豆（robusta）和阿拉比卡咖啡豆（arabica）中含有相對豐富的褪黑激素。這也是為什麼有些人聲稱喝了很好的咖啡後，不但沒有睡不著，反而產生睡意，因為咖啡豆裡的褪黑激素所產生的助眠效果大於咖啡因抑制睡眠的效果。

　　不過，想要從天然食物中直接補充一定量的褪黑激素實在不容易。以在全球農產品市場頗負盛名的台灣香蕉為例，總重 2,200 公斤的香蕉中僅能取得 1mg 的褪黑激素。如果考慮到食品因加熱而導致褪黑激素被破壞，或吃進去後肝臟對於褪黑激素的代謝等因素，真正進入人體的褪黑激素恐怕就更少了。

　　雖然透過天然食物補足褪黑激素看起來是天方夜譚，但多多攝取製造褪黑激素的基本原料——色胺酸，以及合成褪黑激素的必須成分——維生素 B6 倒也是一個方法。值得慶幸的是，很多天然食物都富含色胺酸與維生

素 B6，像是雞胸肉與豬里肌等肉類、毛豆與豆腐等豆類、燕麥等穀物類、南瓜子與杏仁果等堅果類、牛奶等都含有豐富的色胺酸；鮭魚、鮪魚、葵瓜子、木瓜、香蕉、甜椒等則富含維生素 B6。

● 常見含褪黑激素之食物列表

編號	食物	褪黑激素含量（ng/g DW）
1	開心果	233,000
2	已烘焙的阿拉比卡咖啡豆	9,600
3	已烘焙的羅布斯塔咖啡豆	8,000
4	洋菇	6,400-4,300
5	扁豆	1,089
6	菜豆	529
7	黑糯米	182-73
8	枸杞	103
9	蔓越莓（各品種）	96-25
10	歐洲酸櫻桃	12
11	牛番茄	5.098

02

無心插柳的漂白研究，發現最神奇的荷爾蒙

　　一個科學理論必然需要經過無數次的實驗才得以驗證成立。然而因環境、技術、設備、運氣等各種理由，有些實驗進行的極為順利，有些研究之路卻十分崎嶇。就像舉世聞名的抗生素盤尼西林（Penicillin）一樣，本書所談論的主角——褪黑激素，也曾面臨因技術問題而碰到瓶頸、世人對研究報告不感興趣等困境。

　　相信大家都認同科學的新發現、新突破絕非偶然，沒有當事者異於常人的敏銳無法踏出第一步，缺乏當事者超乎尋常的堅持也不能走到最後。這個章節就讓我們來談談褪黑激素從「不被世人在乎」到成為「未來健康之星」這段長達半世紀之久坎坷但神奇的研究歲月。

從一篇文章開啟的皮膚漂白因子之路

　　這段歷史要從西元 1953 年開始說起，故事的主人翁是一名叫做亞倫・勒納（Aaron Lerner）的醫師。在耶魯大學皮膚科任職的他，對於治療皮膚的白斑病很

感興趣，十分醉心於這方面的研究。在過程中，亞倫‧勒納發現了讓皮膚顏色變深的荷爾蒙，將它命名為黑色素細胞刺激素（Melanocyte-stimulating Hormone，簡稱 MSH）。而下一個目標，當然就是找出讓皮膚顏色變白的荷爾蒙。他構想未來能利用這兩種荷爾蒙處理皮膚上的白斑塊，讓皮膚整體顏色看來更均勻。

為此亞倫‧勒納展開地毯式的搜索，大量閱讀相關的文獻資料，其中一篇發表於西元 1917 年的文章讓他眼睛為之一亮。報告裡記載了兩位科學家某次的實驗過程與結果：他們將牛的松果體取出磨碎後倒入裝有蝌蚪的水槽裡，接著神奇的事發生了，所有蝌蚪的皮膚竟然在 30 分鐘內由原來的黑色轉成透明，甚至透明得連心臟和小腸都看得一清二楚。實驗結果讓兩位科學家大膽推測：松果體可能會分泌一種讓皮膚變白的荷爾蒙。

「人的松果體是否也會製造使皮膚變白的物質？」、「如果是，那麼是不是可以藉由抑制這物質的分泌達到治療白斑病的效果呢？」看完這篇論文後，亞倫‧勒納反覆思考著這些問題。為了找出答案，他決定找出牛的松果體中那個讓蝌蚪皮膚變透明的神祕成分。

坐而言不如起而行！亞倫‧勒納和多位研究人員立刻展開「收集牛的松果體」行動，很快地，他們收集了 2,000 多個牛的松果體。接著下一步是「純化分

離」，這是一段複雜、精細且費時的過程。他們需要先將松果體冷凍乾燥，用雙手剝去多餘的組織，將其磨成粉末並脫去脂肪，再將粉末溶於水中。然後還要經過離心、濃縮、過濾、蒸餾、與溶劑混合、蒸發、與酒精化合等步驟。最後，他們得到了 100mg 的萃取物。100mg 有多少呢？讓我們用生活中常見的粗鹽為例子，可能更容易想像，也更具體一些。100mg 大概就是 1/50 茶匙的粗鹽！

四年的研究工作卻換來了失望的結論

工作至此還沒結束呢！這 100mg 的萃取物雖然是非常迷你的數量，可能比我們吃水煮蛋時隨意沾取的鹽量還少，但卻包含了很多不同的物質。為了找出那個讓蝌蚪皮膚變透明的成分，亞倫・勒納和同伴們利用層析分離法（chromatography）將萃取物——分成好幾部分，再將被拉長的青蛙皮膚貼在每個部分上。最後，終於得到振奮人心的結果，他們找到了那個有效的成分！

不過開心興奮的情緒沒有維持太久，亞倫・勒納和夥伴們又得為了另一個狀況傷腦筋。分離後得到的有效成分實在太少太少了，為了進行更多研究，他們別無選擇，必須得收集更多牛的松果體，並一次又一次地重複實驗步驟，以取得多一些有效成分。

繁複但枯燥的純化工作就這樣默默地進行了將近 4 年，研究人員處理了 25 萬隻牛的松果體，最終他們獲得 0.1mg 的有效成分。我們以食鹽打個比方，1g（公克）食鹽大約是一粒黃豆的大小，0.1mg 等於是 1/10,000 顆黃豆的大小。也就是說 4 年下來研究人員獲得的有效成分數量少到恐怕連肉眼都看不清楚。

　　更令人遺憾的是，測定分子結構至少需要 10mg 的物質，這代表亞倫・勒納和夥伴們還需要再處理 2,000 多萬隻牛的松果體！數量之龐大，實在難以消化，研究人員最終選擇放棄持續進行這項工作。

持續研究透過人工合成找到了褪黑素

　　研究之路走到這裡已到終點了嗎？不，亞倫・勒納不願意就這樣放棄。正所謂山不轉路轉，路不轉人轉，他打算用邏輯推演的方式找出分子結構式，再透過人為方法合成人工有效成分，然後與之前萃取純化獲得的天然成分比較，若結果顯示兩者相同，那麼就能證明自己推算假設來的分子結構式是正確的。

　　有了上述的想法後，亞倫・勒納不眠不休地反覆審視手上所有的資料，經過兩個禮拜的腦力激盪，他漸漸理出頭緒，推測出可能的分子結構式。然後，他邀請同事吉姆・凱斯（Jim Case）和他一起依照這個假設的分子結構式合成人工有效成分，再進行一系列測試

比對。終於，他們得到令人欣慰的結果：合成的人工有效成分與從松果體萃取純化而得的物質是相同的！

　　究竟是什麼成分讓蝌蚪變透明的謎底終於揭曉！亞倫‧勒納把這個化學物質命名為：褪黑素（Melatonin），並於西元 1958 年將研究成果發表於《美國化學學會期刊》（The Journal of he American Chemical Society）。

醫學小學堂

從褪黑素正名為褪黑激素

　　亞倫‧勒納在發現褪黑素之初，並不知道它原來對動物的性功能有所影響，直到西元 1963 年美國麻省理工學院的查理‧沃特曼（Charlie Waterman）博士發現褪黑素的這項功效，它才被正式歸類為激素類，並正名為「褪黑激素」。

毒性測試發現褪黑激素不可思議的好

　　褪黑激素的發現當然是令人振奮的！包括亞倫‧勒納在內的一些科學家，都興致勃勃地想探索褪黑激素。與此同時，科學家必須先對褪黑激素進行毒性試驗，了解它是否具有任何毒性物質。除了西元 1960 年

亞倫‧勒納進行的高劑量褪黑激素實驗，將 200mg 的褪黑激素打入人體內並觀察其副作用，然後得出無不良反應的結論之外，最令人感到不可思議的當屬西元 1967 年，由巴查斯（J. Barchas）等科學家所進行的一項褪黑激素毒性試驗。

這些在美國馬里蘭國家心臟研究所（National Heart Institute）進行研究的科學家們，以逐漸增加濃度的方式將褪黑素注入老鼠體內，直到他們給老鼠注入了高達每公斤體重 800mg 的褪黑激素，老鼠依然好好的，看不出有任何異樣。這個實驗結果令人瞠目結舌，因為它相當於將 48,000mg 的褪黑激素注入一個體重約 60 公斤的成人體內。看到這裡你一定想問然後呢？有沒有再注射更高濃度的褪黑激素呢？答案是，沒有，實驗被迫終止，科學家找不出褪黑激素的 LD50（半數致死量），因為注射液的濃度已飽和，科學家們再也無法讓更多褪黑激素溶於注射液裡！

還記得亞倫‧勒納當初要找出褪黑激素的原因嗎——能讓皮膚顏色變淡的成分——他希望能用它和黑色素細胞刺激素來治療皮膚的白斑。因此在做完毒性測試後，亞倫‧勒納找來了一些願意配合人體實驗的皮膚病患者，將褪黑激素打入他們體內，以觀察這個荷爾蒙是否能幫助治療白斑病。

可惜的是，亞倫·勒納得到了令人挫折的結論，褪黑激素在哺乳動物身上已失去了「褪黑」的功效，這些患者的皮膚並沒能獲得改善，他還是無法實現用褪黑激素來治療白斑病的心願。

雖不能真正褪黑卻對人體有其他好處

亞倫·勒納對於最終的實驗結果感到遺憾，他決定放棄研究褪黑激素，轉而投入其他研究。然而有另一群科學家對於這個新發現感到有趣，他們接手褪黑激素的研究，包括馬查尼斯基（Marczynski）等科學家進行褪黑激素可幫助睡眠的測試、卡羅利歐（Caroleo）和同事們展開褪黑激素對免疫系統影響的探討、肯尼斯·斯達爾（Kenneth Starr）和戴貝拉（Dibella）等醫師們進行人體實驗，了解褪黑激素的抗癌功效、尼可拉斯·畢奧（Nicholas Birau）等醫師探究褪黑激素對心血管的影響、喬治斯·馬艾斯德尼（Georeges Maestroni）與華特·皮爾鮑利（Walter Pierpaoli）等博士研究褪黑激素對於延緩衰老的效果。

在褪黑激素被發現後的 30 多年間，有太多太多有趣的發現和實驗證明。西元 1993 年 6 月，50 位來自世界各地的科學家們，帶著多年的心血結晶，在義大利進行了好幾天的交流與討論，得出了這樣的共識：褪

黑激素可改善失眠、調整時差，還可抗老防衰、保護心血管，並具有對抗癌症、加強免疫力等功效。更重要的是，它安全，幾乎沒有什麼副作用。

時間繼續推進，又過了 30 年後的現今，褪黑激素的相關研究依然持續進行著，研究人員也不斷地有新的發現，例如褪黑激素可抑制器官纖維化、緩解神經痛與各種慢性疼痛、對抗骨鬆、幫助減肥等。相信褪黑激素這個領域，還有很多值得被挖掘、被探討、被期待。

醫學小學堂

毒性試驗中的重要指標——LD50，半數致死量

LD50（the lethal dose for half of the population），半數致死量，是毒性試驗中的一個重要指標，是指能夠殺死 50% 受試動物的最低劑量，也就是造成一半受試動物死亡的劑量。得出這個數值後，我們便能知道如何安全使用此測試成分。

Part 2

褪黑激素不思議的保護力，助身體逆轉勝

01

抗老化，就從活化幹細胞開始！

　　生而為人，一生注定要經歷「生、老、病、死」四個階段，誰也無法逃避，不管你是達官顯要還是平民百姓，誰都沒有特權。因為醫生這個角色，讓我對「病」這個階段的感受特別強烈，畢竟人就是生病了才要看醫生，平常沒事不會跑醫院診所。而行醫多年後，我得到的結論是：病通常和老相伴。當然不是說年輕人就不會生病，但殘酷的是和老年人相比，兩者的比例懸殊很大。

　　我在診間與病友話家常時，他們總是有感而發地說：「生病真的很辛苦，如果這個病不能治好，將來只會越來越嚴重，倒不如早點走！」這些話聽起來百般無奈卻又一針見血！大家擔心害怕的從來就不是年紀增長拉近了與死亡的距離，而是身體衰退老化帶來的不健康，以及讓生活品質下降的辛苦。

人為什麼會衰老？

　　這世界上並沒有長生不老的仙丹，年齡增長是生命中必然的過程，但因此變得步態不穩、疾病叢生、行

動不便、老態龍鍾等等，這些「老態」可不一定要同時間跟著發生的。所以我想重新定義所謂的抗老化：不是逆轉年齡、返老還童，而是年紀增長但身體不衰敗退化，也就是老得健康且優雅。

究竟是什麼原因造成人體衰老？到目前為止依然是眾說紛紜。有些學者認為老化是自然的生理機制，時間到了細胞就會死亡，隨著死亡細胞的不斷累積，人體變得越來越衰弱。但也有科學家認為是因為免疫系統不夠健康強大，無法抵抗外來物質如病毒、細菌的攻擊，因而逐漸導致身體器官的損傷、退化至衰敗。

另外還有不少專家認為有害物質累積體內無法代謝，影響了細胞的正常功能，進而妨礙其運作，最終將使得身體機能逐步衰退。

人體是世界上設計得最精密的龐大機器，有複雜又神秘的運作系統，無論是細胞或器官的出現、生長、茁壯都不只是某個單獨單位負責的。同理，身體器官的損傷、衰弱、老化也往往不會是單一原因所造成，嚴格說來，大致上可分為內在與外在兩個部分的影響。

內在的影響，指的是細胞的新生與衰亡，以及免疫系統的異常與衰變。當細胞衰亡速度快於新生速度，當免疫功能日漸式微無法擊退外來不速之客，便是身體走向衰弱的開始。當兩者速度越差越多，生命衰老

退化的樣態也就越來越明顯。

而外在的影響，則是指外來物質對身體與生命的干擾與威脅，例如攻擊正常細胞、使細胞產生惡性變異……當細胞與組織受傷並導致永久損傷，將無法避免老化衰敗與疾病的發生。

造成衰老的內在關鍵：幹細胞

首先，我們來談談造成老化的內在影響。根據許多討論，科學家們認為幹細胞具有關鍵性的影響，它的老化、減少與不作為加速了身體衰老的發生。

十多年前，你可能就從一些業者提供的臍帶血文宣中看過或聽說過幹細胞，例如「從現在就為將來買一份健康保險——替新生寶寶儲存臍帶血，以備未來有棘手疾病發生時，能使用其中所含豐富的幹細胞治病。」

但到底幹細胞是什麼呢？幹細胞是人體最初、最原始、未充分分化的細胞，存在於臍帶、胎盤、骨髓等組織中。和其他體細胞不同的是，幹細胞具有「自我更新」和「分化」兩種特質。

所謂自我更新，我們可以理解為再生，就是分裂後可產生一個和自身一模一樣的細胞；分化則是指分裂後轉化成為其他功能和種類的細胞，如血液細胞、神經細胞、肝細胞、脂肪細胞、肌肉細胞等。

● 幹細胞的兩大特質

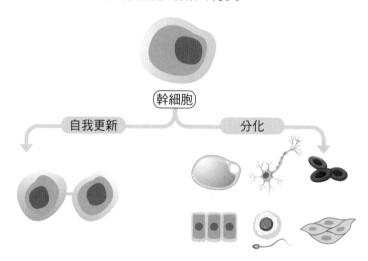

增殖另一個與原本相同的細胞　　分化成其他功能的細胞

幹細胞可「自我更新」增殖另一個與原本相同的細胞，也能「分化」成為其他功能的細胞。

褪黑激素能保護並活化幹細胞

　　無論哪一個等級、什麼類型的幹細胞對身體和生命來說都十分重要，他們在體內分工合作、各司其職。想像一下，如果幹細胞的工作能力變差了，分化、增殖的速度和品質每下愈況，越來越慢且越變越差，或甚至幹細胞發動罷工，不願意複製另一個自己，也不配合產生其他細胞種類，身體在沒有足夠的新細胞可使用的狀態下會發生什麼事呢？

以大家比較熟悉的造血幹細胞來舉例，它主要的工作是分化出血液細胞和免疫細胞，包含紅血球、白血球、淋巴球等。

我們會以分化能力做為幹細胞的分類標準，主要會分成以下四類：

● 幹細胞名稱分化能力等級分化能力描述代表

幹細胞名稱	分化能力等級	分化能力描述	代表
全能幹細胞	冠軍	本身即具有形成完整個體的能力，除了能不斷複製出自己，同時也分化出生物體內所有種類的細胞	受精卵
多能幹細胞	亞軍	不具有形成完整個體的能力，但能複製與分化出身體所有的細胞	胚胎幹細胞
多潛能幹細胞	季軍	可以分化出特定幾種細胞，形成單一組織、器官	造血幹細胞、神經幹細胞、表皮幹細胞、間質幹細胞
單能幹細胞	殿軍	只能分化為一種細胞	皮膚細胞、毛髮細胞

綜合以上資訊，我們可以清楚知道幹細胞是一個受精卵長成完整人類的關鍵角色，身負著生成、更新和修復人體所有組織與器官的重責大任。

當造血幹細胞數量減少、分化能力下降甚至不作用，體內的紅血球數量不足，將導致氧氣無法順利且足夠地輸送至身體各處，器官功能受損；體內的白血球和淋巴球數量不足，將使得身體無法製造足夠的抗體去抵抗任何感染。這麼一來，我們不難想像大小毛病將陸續出現，身體逐漸走向衰弱老化一途。

換言之，只要能促進幹細胞的健康與活力，便能維持身體各組織與器官的再生和修復能力，器官、組織盡可能保持在健康的狀態，追求健康老化也就非難事了。

說到這，你一定忍不住想要問，本書的主人翁——褪黑激素有這個本事嗎？有的，有一群科學家持續專注在「老化、褪黑激素、幹細胞」的研究上，經過多年的採樣與分析，他們發現隨著年紀增長，體內幹細胞的多樣性會明顯下降。

一篇發表於西元 2022 年的研究指出：單看血液細胞的部分，65 歲以下的成人由 2 萬到 20 萬種不同的幹細胞所生成，但如果是 65 歲以上的銀髮族，則幹細胞種類會大幅驟減，僅剩 10 到 20 種，是尚未步入老年者的萬分之一。

除了找出老化與幹細胞間的關係，科學家對於褪黑激素是如何作用於幹細胞也已經有了更明確的認識。他們確定褪黑激素不但有助於幹細胞增生，還能保護幹細胞使其發揮良好作用[1]，也能提高幹細胞的存活率與其完整性[2]。

綜合近年陸續的發現，我們可確定的說：褪黑激素對於幹細胞的所有正面影響，能夠讓我們活得更健康，即便年齡漸長也一樣健康不墜，不顯老態！

免疫系統衰退，老化就無可避免

另一個身體內在環境改變導致老化的原因，是免疫系統的衰退。

免疫系統是由許許多多型態不同、功能不同的免疫細胞所組織而成的防禦系統，包含有負責抵抗細菌與病毒的 T 細胞、產生抗體或免疫球蛋白的 B 細胞、吞食並消化分解外來物如灰塵和病原體的吞噬細胞等，每一種細胞既需要有單打獨鬥的能力又必須和其他細胞攜手，彼此合作無間才得以為身體築起一道又一道堅韌的防線。

當免疫系統衰退，免疫細胞更新的速度遠不及耗損的速度，新生的數量跟不上凋亡的數量，防線就容易被攻破，我們遭受病毒感染、細菌攻擊的機會自然提高許多。不只這樣，清除外來物、損傷組織的能力下

降，也將使得這些有害物質不斷在體內累積，長久下來，身體就會越來越衰弱，各種顯示為老化的狀態也會一一出現。

此外，衰退的免疫系統還可能出現功能異常，讓免疫細胞失去判斷能力，搞不清楚誰是戰友誰是敵人，因而攻擊自身組織，造成更多疾病的發生，如老化常見疾病：類風濕性關節炎。

有人說，免疫力會隨著年齡增長而減弱。確實，上了年紀的成人體內 T 細胞的戰鬥力無法和年輕時期相比 [3]，但是你我身邊也有不少這樣的案例：60 歲的長者老當益壯，鮮少生病，20 歲的年輕人三天兩頭感冒、頭痛、流鼻水，經常掛病號。

因此，我想免疫系統的強弱不是完全由生理年齡來決定，隨時隨地保護、強化免疫力，就能夠做到即便年紀增長免疫系統依然健康的狀態，只要生理功能和身體機能都被提升，相信擁有良好的生活品質自然是可預期的。

褪黑激素的加入，使得免疫年齡更年輕

想要保護、強化免疫系統，除了老生常談且很重要的原則，像是：睡眠充足、飲食規律、保持心情愉悅以外，現在的我們很幸運的，可以透過補充褪黑激素達到不錯的效果。

褪黑激素對人體免疫系統的神奇作用最早在西元 1988 年就被證實，當時的科學家發現褪黑激素幫助老鼠克服病毒的攻擊，提高了老鼠的存活率[4]。

到了西元 1992 年，另一個實驗更證實了褪黑激素能強化免疫反應。實驗結果顯示，注射褪黑激素的齧鼠體內擁有的抗體量是未注射的 2 倍以上[5]。雖然這只是小型的動物實驗，但仍然給了科學家無限的希望。此後，有越來越多人投入相關研究了解褪黑激素如何影響免疫機制。

截至目前為止，科學家們確認 T 細胞有褪黑激素的受體[6]，也因此能快速壯大 T 細胞，幫助身體迎戰最不歡迎、最狡猾、最善於偽裝的壞細胞，如癌細胞；也能增強吞噬細胞的戰力[7]，減少壞物質和衰老細胞等長期累積體內，進而造成身體發炎、組織損傷甚至慢性病的發生。

另外，還可活化顆粒單核球群落刺激生長因子（GM-CSF）[8]，促進多種免疫細胞的增殖與分化。

從以上的科學研究，我們可以肯定褪黑激素對於免疫系統的幫助，若能夠從多面向保護自己的免疫系統，盡量使它維持如年輕時期一樣的強健，那麼體虛、衰弱、多病就不會與年紀增長相伴而來。

導致衰老的外在因素——自由基

了解造成衰老的內在原因後,我們來談談來自於外部的大麻煩——自由基的傷害,它已被證實可能是導致老化的主要原因[9]。

地球上所有的物體,無論有形的如花草、無形的如空氣、會動的如兔子、不會動的如石頭,都是分子所構成,而分子是原子結合而成,原子則是由質子、中子和電子所組成。

其中電子應該是成雙成對的,若因某些原因落單將會變成極不穩定的物質,這個不穩定的物質就是自由基。為了趕緊回到雙雙對對的狀態,自由基會去搶奪其他分子的電子,或硬把落單的電子塞給其他的分子。這些行為都會造成分子損傷,而破壞範圍持續擴大的後遺症就是細胞受損。日復一日、年復一年,當受損細胞累積太多、損害程度太嚴重,身體便會開始出現各種老化現象。

如果這樣,是不是減少自由基的出現,就能解決老化問題了呢?理論上來說沒錯,但實際執行上卻有其困難度。你也許會從一些報導中了解化學藥品、臭氧、菸草、殺蟲劑、酒精、放射線等物質……會加速自由基的產生,但你可知道我們體內大部分的自由基從何而來?

令人震驚又遺憾的事實是，大部分的自由基來自於我們每天吸入體內的氧氣，另外含有紫外線的陽光也會產生自由基。我們可以遠離其他可能導致產生自由基的環境與物品，但我們不可能不呼吸或永遠不曬太陽、待在黑暗的環境吧？換句話說，我們的身體無時無刻都在接受來自於自由基的傷害，而老化當然就是天天都在發生的進行式。

醫學小學堂

自由基其實有內外和好壞之分

一般說到自由基，我們都認為它是「壞東西」，事實上來自外部的自由基確實非善類。不過我們身體裡的免疫細胞也會產生一些自由基，他們雖為有害物質，但主要是用來隨時迎戰入侵的細菌和病毒等，因此嚴格上來說算是「好的自由基」。

褪黑激素是人體的超強抗氧化劑

自由基對身體的傷害看來真是有點麻煩，不是嗎？不過還好它並非沒有天敵，抗氧化劑就是它的死對頭。我們前面說過，為了將電子總數回復為雙數，自由基會去搶奪或強塞它們的電子給其他分子，這個「破

壞別人、成全自己」的過程，我們稱之為「氧化」。那麼抗氧化顧名思義就是對抗「氧化」這件事，抗氧化劑的作用就是減少自由基對正常分子的破壞。

抗氧化劑這麼好用，要如何取得呢？老實說，老天爺在這方面對我們還真是挺不錯的，事實上，人體就能自行產生抗氧化劑，包括麩胱甘胺酸、尿酸等，另外透過食物、保健食品的補充也可以。

像是維生素 C、維生素 E、β- 胡蘿蔔素是我們熟知且著名的抗氧化劑，在常吃的蔬菜水果中如花椰菜、奇異果中也都含有這些成分，另外我們也很容易在藥局買到上述抗氧化劑的人工合成補充品。不過，若和褪黑激素相比，這些成分的抗氧化效果就有點相形失色了。

同樣身為抗氧化劑，褪黑激素之所以更為厲害、更加出色是因為它的抗氧化效果比任何成分都好。在褪黑激素還沒出現前，維生素 E 被認為是最強的油溶性抗氧化劑、麩胱甘胺酸是最有效的自由基清除劑。

但從研究報告中已經證實，褪黑激素在保護細胞膜的作用力比維生素 E 強 2 倍以上 [10]、中和氫氧自由基的能力則是麩胱甘胺酸的 5 倍以上 [11]。

此外，褪黑激素「油水通吃」的特質，也為它的抗氧化力大大加分。油指的是油溶性，水則是水溶性。

我們的細胞是由細胞膜、細胞質和細胞核三個部分所組成，細胞膜親油，歡迎油溶性物質的存在；細胞質親水，喜歡水溶性物質在裡面活動。

褪黑激素「油水通吃」的特質使得自己能自由來去細胞的每個角落，不像水溶性維生素 C 只適合在細胞質中生存，油溶性維生素 E 在細胞膜中才能發揮良好作用，因此更能全面地保護細胞不受自由基攻擊 [12]。

身為作用力最好、親和性最高、分布性最廣的抗氧化劑，褪黑激素可說是從頭到腳、從裡到外不遺餘力地幫助我們對抗衰老。不僅照顧我們的外表容顏，幫助預防皮膚老化 [13]，避免我們一眼看上去就滿臉皺巴巴的顯老，也更深一層的保護所有器官、組織不因自由基的攻擊而受損，盡量維持身體的健康狀態，減少白內障、阿茲海默症、心臟病、中風、癌症等退化性、老化性疾病的發生 [14]。

聰明抗老：用 1 種保健品取代 10 多顆藥丸

透過上述內容，我們了解了人為何衰老，並知道如何及早開始減緩退化速度，這就是中醫常說的「未病先防」，也就是在老化還沒發生或明顯表露之前，透過各種包括食用褪黑激素等方法，讓自己能達成健康老。

● 褪黑激素全方面抗衰老

心血管系統
- ▲ 心臟效率
- ▼ 血壓
- ▼ 動脈粥狀硬化
- ▼ 纖維化

肺臟
- ▼ 老化發炎與細胞凋亡
- ▼ DNA損傷
- ▼ 過氧化狀態
- ▲ 線粒體功能

免疫系統
- ▼ 免疫老化
- ▼ Th1, Th17反應
- ▲ Th2反應

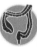

結腸
- ▼ 老化發炎與細胞凋亡
- ▼ 老化造成的SIRT 2 變化

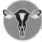

卵巢
- ▼ 內分泌失調
  （多囊性卵巢症候群）
- ▲ 卵母細胞的數量與品質
- ▲ 端粒長度

腎臟
- ▼ 老化引起的腎小球和
  腎小管變化
- ▲ 抗氧化活性

褪黑激素

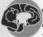

黑質緻密部
- ▼ 神經退化
- ▲ 淋巴清除
- ▲ 抗氧化活性

皮膚
- ▲ 真皮層厚度
- ▲ 乳頭數與毛囊數

脂肪組織
- ▼ 組織塊
- ▼ 促進發炎的脂肪激素

肝臟
- ▼ 年齡引起的SIRT1基
  因改變與脂肪過度
  氧化
- ▼ 過氧化狀態

骨頭
- ▼ 骨質流失
- ▲ 骨骼體積，骨小樑數
  量和皮質厚度
- ▲ 骨頭靈活度與承載力

誠如本文一開始我所提及的，從多年行醫的經驗裡，我看到的經常是病老相伴，許多上了年紀的人已經錯過「未病先防」的機會，現在正很努力地與各種老化相伴而來的問題對抗著，其中占比最高的就是高血壓、高血糖、高血脂、動脈粥狀硬化。

因年紀增長關係而出現的血管壁變厚、血管阻力增加、身體對胰島素敏感度降低、胰島功能下降等種種變化，讓銀髮族有更高的機率需要面對心血管和代謝疾病的威脅。此外，淺眠、夜尿、椎間盤老化、骨質疏鬆、老年黃斑部退化、肌少症、退化性關節炎、失智、巴金森氏症等，也都是很常見的「老人病」。

目前對抗上述老人病的方法，幾乎無例外就是吃藥，而我們對於「分別針對每個問題用藥，每天吞一大堆藥」的治療模式，似乎也感到習以為常或選擇消極接受，心裡想的是：「大家不都這樣治療嗎？」、「不這麼做還能怎樣呢？」

真的只能這樣嗎？接下來，我將提供一些研究分析和多年的臨床實例，看完之後，或許你將有不一樣的想法！

褪黑激素因為具有防止自由基攻擊氧化氮和低密度脂蛋白、減少脂肪斑塊形成、防止過多升壓激素分泌、保護胰島素細胞、改善胰島素阻抗、幫助穩定葡萄糖

代謝等有益心血管和血糖的作用，因此可以在降血壓、血糖和血脂方面看到成效。

從發表於西元 2016 年 [15]、2018 年 [16]、2021 年 [17] 的多份資料中，已經非常詳細地說明了褪黑激素在人體內的運作路徑。而更早之前的實驗統計 [18] 也已證實：服用 2mg 褪黑激素，夜間收縮壓可降 8mmHg（毫米汞柱）、收縮壓可降 3 mmHg；另一份報告 [19] 則顯示：服用 10 mg 褪黑激素，血糖可降 14 mg/dl、糖化血色素降 0.81。

此外，在對抗其他老人病上，褪黑激素的表現也很亮眼。例如不是大問題但讓人很頭痛的失眠和夜尿，在西元 2007 年 [20] 和 2001 年 [21] 的研究報告就提出：加入 2mg 褪黑激素輔助治療，夜間排尿次數平均可減少 1～2 次；補充褪黑激素並合併光照法，難入睡又早醒的現象減緩許多。

至於不處理就可能影響日常活動的椎間盤退化、骨質疏鬆、肌少症、退化性關節炎、老年黃斑部退化等，我們同樣都能在多份研究統計中找到褪黑激素的作用和緩解說明與實證。包括褪黑激素能以多種方式抑制椎間盤細胞凋亡和許多問題 [22]；使用不同計量褪黑激素輔助治療肌少症，雖然效果各異但對病情皆有正面幫助 [23]；褪黑激素具降低氧化傷害、減緩發炎反應作

用，可幫助維持關節組織健康，減緩退化性關節炎惡化[24]；褪黑激素可對抗氧化和發炎，減少視神經細胞受損，對於緩解老年黃斑部退化有正面幫助[25]。

而多數人認為和老化「形影不離」的失智與巴金森氏症，從發表於西元 2018 年的一份報告[26]中，發現褪黑激素可保護腦細胞，抑制阿茲海默症惡化；西元 2018 年[27]和 2020 年[28]的研究則說明，褪黑激素能避免多巴胺神經元被破壞，並透過實驗確認褪黑激素能改善巴金森氏症。

發現了嗎？血壓、血糖、血脂、骨鬆、失智等等，這些容易與老化相伴而來的問題，褪黑激素都能幫助緩解症狀！

根據自 90 年代開始至今的各項大小調查統計，也證實了褪黑激素和老化之間存在著一定的關係，例如西元 1985 年研究人員就從將近 800 位女性長者身上發現，體內褪黑激素含量越低者，罹患神經系統疾病的比例越高[29]。

一項小型的調查統計顯示，銀髮族女性夜間褪黑激素少者體內壞膽固醇較多[30]；發表於西元 2015 年的報告則說明了褪黑激素越多越無認知障礙問題[31]。

現在，讀者不妨思考一下，面對林林總總，有些甚至算不上疾病，以症狀來定義更為適合的大小身體不適狀況，您仍覺得以一種病吃 1 顆藥、2 顆藥或 3 顆藥的態度和方式來處理比較好嗎？我想，答案顯而易

江醫師小叮嚀

褪黑激素能延長我們的壽命嗎？

目前我們對於抗老化的想法多是以健康老去為終極目標，不過偶爾還是會聽到一些長者開玩笑説希望能「呷百二」，活到 120 歲，有更多機會參與晚輩人生的重要時刻。

於是我想起幾個關於褪黑激素與生命長短的研究發表，讓我不禁思考，褪黑激素是否真有可能幫助大家完成這個心願？包括西元 1985 年的動物實驗，使用褪黑激素的鼷鼠存活天數比平均值多出兩成[32]。

90 年代幾份來自瑞典、德國等的統計[33]，女性體內的褪黑激素量比男性多，則女性的平均壽命比男性長；還有一份針對盲人的調查顯示，無法感應光、生活在黑暗中的他們，體內褪黑激素濃度比看得見的一般人高，壽命也比較長。

見。想舒服緩解因老化而出現的各種問題，我們有更好、更聰明的選擇，就是使用褪黑激素。

長期下來，一個又一個的調查分析確實得到了這個推論：體內褪黑激素濃度可能是影響壽命長短的原因之一。到底褪黑激素有沒有辦法幫我們延年益壽呢？

一份發表於西元 2021 年，針對將近 30,000 個日本人所進行長達 16 年的隨訪追蹤調查，似乎給出了一絲曙光和希望，數據顯示這些年齡大於 35 歲的男男女女飲食中，褪黑激素的攝取量越高則死亡率越低 [34]。

褪黑激素能否增加壽命？我想這議題還需要很多時間慢慢抽絲剝繭才能證明，畢竟進行人體實驗門檻很高，再加上人體的運作是如此的複雜，想要得到結論極具挑戰。讓我們一起期待！

02

抑制肺心肝腎纖維化，
延緩器官損傷與衰竭！

如果你已經仔細閱讀了 QA 中褪黑激素的功效，不知道最讓你感到驚喜的是哪一項呢？我猜想，除了讓人一夜好眠之外，能抗衰老，讓人優雅老去的這一點應該也名列前茅吧！

站在醫師立場，讓我眼睛為之一亮的則是褪黑激素「抑制纖維化」的能力。什麼是纖維化，纖維化又會對身體造成什麼影響，讓我們一起來認識褪黑激素另一種神奇功效吧！

纖維化來自身體的自體修復現象

在這兩三年來，隨著新冠肺炎的持續蔓延，患者的復健治療也逐步受到重視，陸陸續續有不少案例告訴我們，感染新冠肺炎即便症狀輕微並且接受治療，之後仍有可能出現肺纖維化的情況，留下肺活量變小、容易喘等後遺症。因此我想，拜新冠肺炎之賜，大家對於「纖維化」這名詞雖然不一定了解，但至少不再感到陌生。

纖維化其實是一種身體自行修復的現象。我們都知道身體有自癒能力，當組織出現小損傷時，負責維修的修補大隊就會出動，讓受傷的組織盡速恢復。身體用來修補的材料稱之為纖維母細胞，而修補的過程如果出了一些問題以至於過度的刺激纖維母細胞就會形成「纖維化」。

纖維組織過度增生導致器官損傷

到這裡為止，聽起來感覺纖維化似乎沒什麼威脅性，但其實不然。請想像諸位住家附近的馬路，是否經常這裡休、那裡補，最後整條馬路坑坑疤疤，走在上面一不留神，還可能摔個大跤呢？纖維化也是這樣令人傷腦筋。

當身體組織受傷或發炎時，就如同馬路出現小缺口或小裂痕，偶爾填補還好，但如果長期處於受傷或發炎狀態，缺口或裂痕就會不斷被填補，最後填得亂七八糟，當纖維組織過度增生，就會形成實質性的疤痕，醫學上我們稱為「瘢痕組織」。

最麻煩的是，纖維化既然是身體自行修補的一種工具及過程，代表我們可以在全身上下找到纖維化的蹤影，所以除了肺部之外，身體諸多器官都有可能出現纖維化現象，包括心臟、肝臟、胰臟、腎臟、皮膚，甚至眼睛等等。而當這些瘢痕組織怎麼消也消不掉

時，就會導致細胞功能障礙、器官衰竭甚至引發其他疾病。

組織纖維化的四個階段

發炎是造成組織纖維化的主因，不論急性發炎或慢性發炎都會。但從身體修補到形成實質疤痕再到器官衰竭的過程，通常需要長時間的累積。

從細胞發病機轉來看，纖維化的發生反應可分為四個階段：第一階段是初始反應，也是反應的開始，由器官或組織的原發性損傷驅動，例如上皮細胞或內皮細胞產生初始反應；第二階段是效應細胞（免疫系統中的一類細胞，負責對抗感染、疾病、以及其他外來物）作用，促使如纖維母細胞、肌纖維母細胞的活化；第三階段是效應細胞引發細胞外基質的形成；第四階段則是細胞外基質的沉積和不完全吸收，促進纖維化的發展。不論纖維化發生在哪個器官，都不會脫離這四個階段。

難纏的菜瓜布肺──肺纖維化

肺纖維化嚴重時就是我們俗稱的「菜瓜布肺」。我們都知道肺臟裡的肺泡壁有血管和淋巴管，主要作為氣體的交換與養分的輸送。健康的肺泡和肺泡壁就像一塊全新的海綿，充滿彈性且柔軟。

● 常見的器官纖維化及其引發的疾病

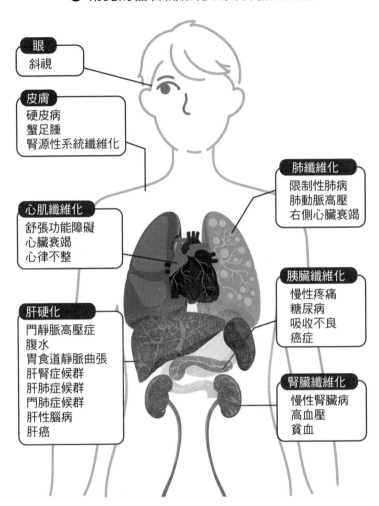

眼
斜視

皮膚
硬皮病
蟹足腫
腎源性系統纖維化

肺纖維化
限制性肺病
肺動脈高壓
右側心臟衰竭

心肌纖維化
舒張功能障礙
心臟衰竭
心律不整

胰臟纖維化
慢性疼痛
糖尿病
吸收不良
癌症

肝硬化
門靜脈高壓症
腹水
胃食道靜脈曲張
肝腎症候群
肝肺症候群
門肺症候群
肝性腦病
肝癌

腎臟纖維化
慢性腎臟病
高血壓
貧血

資料來源：台灣醫界雜誌 2015, Vol.58, No.9

但如果肺臟受傷時，纖維母細胞在修復過程中失去調控，肺的組織便會出現纖維化。初期的肺纖維化對多數人來說，都是沒有太大感覺的，不過，要是肺纖維化持續發生，肺部組織的結疤面積變大變多，肺逐漸增厚、變硬後，就會開始阻礙吸收氧氣或排出二氧化碳的功能。當肺活量減少，肺部無法有效交換氣體時，身體就會產生「喘」的反應。

一開始可能是活動時感受到喘，例如爬坡、跑步，隨著肺纖維化日益嚴重，即便沒進行特別活動也會出現咳嗽、缺氧、呼吸困難等症狀，最後當肺部功能被破壞殆盡，就需要使用氧氣、呼吸器，甚至接受肺臟移植。

肺纖維化除了會導致肺部功能喪失，還會引起限制性肺病、肺動脈高壓、右側心臟衰竭等疾病。

加速心臟功能惡化——心肌纖維化

我們會用「幫浦」來描述心臟，因為透過不停地收縮，它才能將血液送往全身。正常的心肌組織是彈性十足且平滑的，一旦心臟發炎受損，開始出現纖維化，形成各種大大小小疤痕，心壁就會開始變形、失去彈性。這時候的心臟就像零件壞掉、或主體變形的幫浦，難以發揮完整功能，順利施力推動血液到全身，這將導致身體各部的需求無法獲得滿足。

根據研究發現，心肌纖維化可以分為「反應性纖維化」及「替換性纖維化」兩大類。心臟纖維化可能導致心臟收縮和舒張功能出現障礙。過去我們一直以為心臟收縮功能正常，血液就肯定能送至全身，提供全身所需的氧氣及營養。

但目前這種觀念已經被重新修正，實際上，心臟收縮後的舒張期也同等重要。因為這時候的心臟需要產生一股類似抽吸的力量，讓心房的血液盡可能流入心室，接著透過心室的再收縮，將血液推送出去。因此，心肌纖維化導致舒張功能障礙時就可能導致心臟衰竭，須要特別留意。

此外，心肌組織受傷後形成的疤痕組織，對心肌組織來說是「外來物」，這些異常細胞的電生理特性很不穩定，因此心肌纖維化也會引起心律不整。

沉默的殺手──肝纖維化

根據衛福部的統計，台灣每年約有 13,000 人死於與肝相關的疾病，2021 年慢性肝病及肝硬化為全國主要死因第 10 位；癌症依舊蟬聯第 1 位，其中因肝癌而過世的人數則高居所有癌症的第 2 位。可見，肝疾病在台灣很常見。

肝從健康走向生病，可以粗分為 4 階段：發炎、纖維化、肝硬化、肝衰竭。

　　肝臟受損的第一個跡象就是發炎，引起發炎的原因很多，肝臟過多脂肪、病毒或毒素感染都可能引起肝臟發炎。肝是沉默的器官，當它受點小傷時通常不會抗議，只會默默承受，因此我們不見得會發現。但是反覆發炎會導致疤痕，而疤痕組織就會導致肝臟纖維化。

　　在台灣因為慢性 B 型肝炎和 C 型肝炎的病患很多，所以肝纖維化的病例也屬常見。當組織纖維化更嚴重之後，原本健康粉嫩的組織被疤痕組織給取代，肝臟逐漸硬化，就是肝硬化了，這過程有時長達 20 多年，很多人往往到了這個階段才意識到自己的肝原來受傷了！

　　而且到了肝硬化這個階段時，就會出現許多併發症的蹤跡，例如食道靜脈瘤曲張、腹水、門脈高壓、肝癌等，倘若控制不佳，一旦肝纖維化繼續惡化，就會走到肝衰竭的階段。這時候如果剩餘的肝臟組織也挽救不了，就只剩肝臟移植一途了。所以慢性肝炎的病人，我都會叫他每天服用咖啡跟吃褪黑激素。

　　讓肝臟走到肝硬化當然不樂見，不過即便到了肝硬化，還是有等級之分，主要依照肝臟兩大功能：解毒及白蛋白合成的殘存功能來區分。

肝硬化一共可分成 A、B、C 等 3 等級。A 級代表患者肝臟依舊保有解毒功能和合成白蛋白的能力；B 級代表患者肝臟不論解毒功能，或是合成白蛋白的能力皆已受損；C 級代表肝臟失去排毒能力，也喪失白蛋白合成能力，所以會出現腹水、水腫等現象。目前臨床上發現，A 級肝硬化還是有改善的可能，所以別輕易放棄努力。

醫學小學堂

肝臟有驚人自癒力，纖維化也別放棄

　　肝病可説是台灣的國病，「江醫師，我收到檢查報告説有肝纖維化！怎麼辦？」偶爾我會收到來自患者的求救訊號，很多人害怕自己的人生從此變黑白。

　　其實我們的肝有驚人的自癒能力（但這不太表你可以隨意糟蹋它），一般來説肝纖維化依程度分為 5 個等級，F0 是是正常肝臟，F1 是輕微纖維化，F2 和 F3 是中等程度纖維化，F4 就是肝硬化。

人體水庫要罷工——腎纖維化

介紹幾個重大器官纖維化後，相信各位應該能猜測得出，腎臟從健康走向慢性尿毒症（需要洗腎）的過程。

沒錯，和心臟、肺臟、肝臟一樣，腎臟一開始也是因為固有的細胞受損，釋放一系列炎性介質，導致腎發炎；隨著細胞受損程度加重，細胞開始硬化，腎臟開始纖維化；最後隨著腎臟纖維化日益嚴重，纖維組織發展成瘢痕組織，於是喪失功能的細胞越來越多，最後終將演變成尿毒症。

到這個階段的患者只能進行血液透析、腹膜透析或者腎臟移植才能維持生理機能。腎臟的纖維化一直是治療慢性腎病的最大挑戰，當腎臟因為纖維化慢慢萎縮到小於 8.5 公分，那這一顆腎臟就不再能對治療有任何反應。

其實，腎跟血壓變化有著密切關係，因為腎臟的血流相當豐富，大約占了心臟輸出的 10%，當腎臟大大小小的血出現病變、組織纖維化後，也會連帶引發高血壓、貧血、營養不良等等問題。

纖維化治療讓醫師也燒腦

除了心肺肝腎外，纖維化也常出現在胰臟、皮膚、眼睛，以及其他如關節、骨髓、腦、腸道、腹膜、後

腹膜等人體部位。面對身體各處纖維化的治療，目前醫師通常會朝兩個方向著手，一是排除危險因子，例如 C 型肝炎及 B 型肝炎引起的肺纖維化，首要目標自然是好好控制病毒數量；二是透過藥物控制病情，以減緩纖維化的惡化。治療藥物如各式各樣的抑制劑、受器阻斷劑、拮抗劑等等。

但人體是相當精密的儀器，坦白說，我們對它尚未了解透徹，面對纖維化這類的傷害，以及治療藥物有效性等，都還有待時間驗證。看到這裡大家應該完全能理解，為什麼我對於「褪黑激素具有抑制纖維化的能力」這事實感到驚喜不已了吧！

降低發炎緩解組織纖維化

究竟，在纖維化過程中，褪黑激素到底能發揮怎樣的效果呢？簡單來說就是它能減少細胞發炎，讓纖維化不發生，以及當纖維化發生後，它能緩解纖維化的程度。

我們知道纖維化分四個階段，褪黑激素最厲害的就是它參與了每一個階段的調節。例如研究[1]發現，在發炎時期，褪黑激素能夠抑制發炎細胞間的訊號傳遞，預防肝纖維化。另外，褪黑激素也能減少各種細胞因子如巨噬細胞、單核球、肥大細胞等等，讓肺臟、肝臟、腎臟、心臟、卵巢、皮膚降低纖維化的發生。

在第二階段效應細胞方面，褪黑激素具有調節作用，抑制纖維細胞的增殖，減弱它的活性，並誘導其凋亡，有報告[2]指出，不論胰臟、皮膚、腸道纖維化都能發現這結果。至於第三、第四階段中，褪黑激素也被證實[3]有助於病理組織——瘢痕的改善。

另外最令人感到振奮的是，肺纖維化的治療一直是目前醫療發展中較為棘手的一環，但透過研究[4]我們可知褪黑激素具有阻斷、減弱各種纖維化生物標記的能力，讓肺纖維化獲得控制。不只如此，褪黑素治療也可以抑制腎臟的病理性變化，減緩導致慢性腎臟疾病（CKD）的進展。

研究報告[5]指出，褪黑激素的抗氧化和抗發炎作用能減少過度纖維化，影響多個分子通路，在幾種高血壓介導的腎病模型中能證明其保護作用。這樣的結果實在是令人非常興奮，因為到目前為止，不管中藥西藥只要碰到腎臟纖維化、在腎臟縮小之後就沒有辦法再進行任何的治療。換言之，褪黑激素讓腎臟已經縮小的病人有了一線曙光。

有助降低身體維修的機會

褪黑激素除了能防止器官過度纖維化之外，也能保護器官或者改善病情，間接降低纖維化的程度。例如肥胖會導致腎臟、肝臟發炎，實驗顯示褪黑激素能抑

制肥胖腎病變[6]；每天服用 3mg（毫克）褪黑激素能改善酒精性脂肪肝[7]；糖尿病、高血壓會造成心臟的發炎、損傷，研究證實褪黑激素能幫助降低血壓[8]，也能改善二型糖尿病患的各種生理指標數值[9]，如腹部容積指數（AVI）、身體肥胖指數（BAI）、身體質量指數（BMI）、血壓（MAP ／ SBP）、體重、錐度指數（CI）等等，讓糖尿病獲得控制，預防各種血管病變。

最後還是要提醒大家，纖維化聽來或許有些嚇人，但其實它就是身體修復造成的不良反應，因此若想擺脫纖維化的攻擊，首要保健重點應該放在防患未然，最好的保養就是降低身體發炎的程度與頻率，讓身體的修補大隊不至於在修復過程中暈頭轉向。最直接釜底抽薪，降低身體維修的機會，那就是避免纖維化產生！

03

全面防堵癌細胞增生轉移，
降低抗癌副作用！

　　如果把疾病列等級，那麼癌症應該就是魔王級了！
它的威力，無人不知，無人不曉，更讓人討厭的是，
幾乎身邊的親戚、朋友、鄰居、同事中，或多或少都
能找得到癌症患者，甚至還不只一位。以我自己為例，
我的姊姊和爸爸都是癌友，至今我都還清楚記得獲知
消息當下的震撼，不過這又是另一段故事了。

　　癌症之所以讓人聞風喪膽，我認為最大兩個主因是
它的轉移性和治療過程中產生的副作用。我的姊姊在
接受乳癌治療的過程中，深受化療副作用之苦，整個
星期都在嘔吐，全身水腫至半夜痛醒，看得我們這些
陪伴在身旁的家屬很心疼。

　　因為她，我更注意癌症治療相關訊息，在看到越來
越多褪黑激素抗癌的相關研究報告時，我有如獲至寶
的激動。誠心希望這些資料，能讓飽受癌症之苦且為
數眾多的患者，有機會不受到太多折磨。

　　「癌症，連續 40 年蟬聯國人 10 大死因之首」、「全
球 10 大死亡原因第二殺手：癌症」……

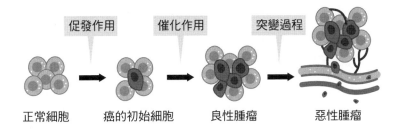

● 細胞癌化過程

| 促發作用 | 催化作用 | 突變過程 |

正常細胞　　　癌的初始細胞　　　良性腫瘤　　　惡性腫瘤

這類醒目聳動、怵目驚心的標題經常可見，但它卻偏偏又如此地千真萬確，癌症真是人類最大的魔王啊！

癌症是什麼？

癌症，又稱為惡性腫瘤，是基因不穩定所造成的一種疾病。惡性腫瘤是一團不受控制、不斷增生、不停擴散且會入侵正常組織的惡性細胞群。這群惡性細胞並非突然出現在身體裡，而是由正常細胞蛻變而來的。

正常細胞在受到致癌物質刺激後，會導致基因發生突變，進而轉變成癌的初始細胞。再經過一段很長，通常是 10 年以上的時間，在體內的致癌基因被活化增加、抑癌基因的功能喪失之下，細胞會不遵守正常的生長規律，即便長到一定程度後依然繼續生長，進而形成一個腫塊。接著再經過數年的時間，綜合老化、不良環境與生活習慣、不健康飲食等多樣不利因素累積，使狀況持續惡化，最終演變成惡性腫瘤。

19 世紀末已使用褪黑激素治療癌症

早在 19 世紀末、20 世紀初，亞倫・勒納（Aaron Lerner）都還沒有為褪黑激素正式命名的 50 多年前，有一群醫師就用它來治療癌症病人，並且將相關資料刊登在醫學專刊上。雖然當時科學家和醫師們並不是使用分離純化後的褪黑激素，而是磨碎的松果體萃取物，但顯然這就是褪黑激素與癌症的第一次接觸。

60 多年過後的西元 1963 年，英國威爾斯的肯尼斯・斯達爾（Kenneth Starr）醫師嘗試將純化後的褪黑激素以靜脈注入癌症病患的體內，就此拉開了使用褪黑激素治療癌症的序幕。在接受治療的幾位病患中，一個患有橫紋肌腫瘤且轉移至頸部淋巴結的年輕男子，和一位患有脛骨癌的青少年，在短短約 10 天的時間裡病況有了極大的轉變，癌細胞明顯被消滅，有一位體內的癌細胞甚至消失得無影無蹤。

這些猶如奇蹟的案例看起來十分振奮人心，不是嗎？但它們終究是零星個案，不具有強烈的說服力，得需要有更系統化、更具規模的大型實驗研究才行。

臨床證實褪黑激素有助抗癌

面對惡性腫瘤，這個對於全球人類來說十分不友善、威脅著生命的大魔王，科學家和醫師們都不打算妥協低頭，輕言放棄。

在肯尼斯‧斯達爾醫師之後，陸續有一些醫生紛紛加入嘗試使用褪黑激素治療癌症的行列，結果常常讓人感到驚喜。70 年代，戴貝拉（Dibella）醫師和同事們將褪黑激素用於乳癌、肺癌、骨癌、胃癌等多種惡性腫瘤的治療，舒緩了一些患者的不適，延長了一些患者的生命，甚至消滅了一些患者體內的癌細胞。

80、90 年代，義大利博士帕羅‧里索尼（Lissoni, P.）等人進行許多更具規模的臨床實驗[1]，也得到一樣的結論。爾後至今，大大小小的臨床實驗在在證實褪黑激素用於治療乳癌[2]、血癌[3]、轉移非小細胞肺癌[4]、肺癌和結直腸癌[5]、肝癌[6]等癌症，有縮小腫瘤、增加存活時間等多項正面的幫助。

除了勇於嘗試的醫師們，還有一批人也一樣在這條路上努力不懈地奮戰著。來自世界各地的科學家和研究人員們傾注全力投入研究，以更科學的方式，更精細的技術，進行一次又一次的假設推論和實驗，想知道褪黑激素是如何對抗癌細胞，想了解褪黑激素治療惡性腫瘤的可能性。

皇天不負苦心人，他們陸陸續續找到了許多線索，了解褪黑激素在乳癌的治療上如何發揮作用[7]，確定褪黑激素對抗腫瘤幹細胞的路徑[8]，最後，科學家和研究人員確定了褪黑激素在體內是如何發揮抗癌效果[9]。

針對癌細胞多管齊下

在談褪黑激素於體內到底是怎麼發揮抗癌功效之前，我們先來了解一下癌細胞的 8 大特質[10]：

1. **持續不斷增生**：正常細胞的生長、分裂、凋亡是有週期性的，身體會經過精密的計算，維持恆定的細胞數目與大小。然而癌細胞卻不遵守這樣的規則，長到一定程度之後，它非但不會死亡，反而會持續生長，進而形成腫塊，這是它最典型的特色之一。

2. **無法阻止細胞生長**：正常的細胞有刺激生長也有抑制生長的能力，用車子來比喻，一輛車同時有油門和剎車，油門的作用就是加速，即促進細胞生長，剎車的作用則是減速，即抑制細胞生長。試想，開著一輛剎車失靈的車子馳騁於道路上會怎麼樣呢？

   抑制細胞生長機制損壞的癌細胞，就如同這輛剎車失靈的車子，無法阻止細胞的生長，使得細胞持續過度增生至腫塊形成，甚至進而壓迫周圍組織。

3. **不斷複製再複製**：這也是癌細胞廣為人知的特色之一。除了特定的細胞如幹細胞、生殖細胞外，一般正常細胞多有其固定的分裂和增生次數，但

癌細胞卻不受這個規則限制，可以永久持續複製。

為什麼正常細胞不行，癌細胞卻辦得到呢？這是因為端粒酶的作用。在解釋端粒酶的作用之前，我們先來認識端粒。端粒是染色體末端的特殊結構，主要工作是負責維持 DNA 的完整性。因為 DNA 末端不能完全複製的關係，每一次細胞分裂都會造成端粒長度縮短，當短到某一個程度後，細胞就不能再分裂。

而端粒酶能夠合成新的端粒，使端粒永遠維持固定的長度不變短，在這前提下細胞也就能不斷複製分裂。端粒酶的出現完全打破了細胞有固定分裂次數的限制，讓細胞不斷地分裂、複製、增生。

4. **抵抗細胞凋亡**：在正常狀態下，細胞會生長也會凋亡，兩者都是一種生理過程，是身體有計畫性的安排。誠如前述內容所說，身體會維持恆定的細胞數目，而這就要藉由細胞的生長與凋亡達到平衡。

另外，當細胞受到感染導致嚴重受損、無法修復時，正常狀態下身體會啟動淘汰機制，使細胞凋亡，避免受損變異細胞持續生長，威脅或傷害到身體。但當細胞不被抑制而繼續生長後，就可能導致許多疾病的發生，例如癌症。

5. **具侵犯性與轉移性**：這絕對是癌症之所以讓人感到害怕的主要原因。我們要先理解即便癌細胞出現失常的行為如不斷增生，或功能損害如無法阻止細胞生長，導致形成腫塊，只要腫塊屬於良性，通常都不會對生命造成威脅。

   但在許多不利條件綜合影響下，當癌細胞出現侵犯和轉移的行為時，死亡風險將會升高。癌細胞的侵犯和轉移是一連串的過程，非一朝一夕就發生。

   首先癌細胞會從局部侵犯周圍組織開始，然後穿透這個正常組織，穿入鄰近的血管和淋巴管中，並藉由這兩個循環系統移動至身體各處，接著再次穿出血管或淋巴管，附著在另一個組織器官上。

   對癌細胞來說，每一個步驟都不容易，尤其在轉移的過程中，數以萬計的癌細胞都會陣亡，因此一開始在轉移的器官上存在著的癌細胞群非常非常微小，最後才會發展成可被檢查偵測出來的繼發性腫瘤。

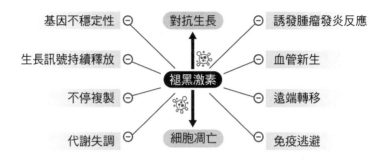

● 癌細胞的轉移路徑

| 抑制 | —○— |
| 刺激 | →（黑色箭頭） |

基因不穩定性 ⊖　　對抗生長　　⊖ 誘發腫瘤發炎反應

生長訊號持續釋放 ⊖　　　　　　⊖ 血管新生

　　　　　　　　褪黑激素

不停複製 ⊖　　　　　　　　⊖ 遠端轉移

代謝失調 ⊖　　細胞凋亡　　⊖ 免疫逃避

6. **促進血管增生**：細胞要存活必須有足夠的養分和
   氧氣，正常細胞是如此，癌細胞也一樣。癌細胞
   有一個很大的特色，就是會不斷增生，而且生長
   速度很快，因此不難理解它在持續分裂過程中需
   要大量養分和氧氣。

   血管是輸送養分和氧氣重要的通道，因不斷增生
   而體積變得越來越大的癌細胞，為了確保自己能
   充分獲得這兩個關鍵的生存要素，於是發展出一
   項特異功能——分泌血管新生因子——傳遞「要
   生成新血管」的訊息，最終完成血管增生的目標。

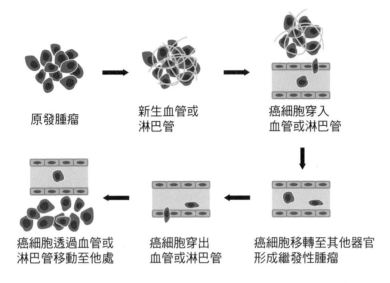

● 癌細胞會刺激血管增生

原發腫瘤

新生血管或
淋巴管

癌細胞穿入
血管或淋巴管

癌細胞透過血管或
淋巴管移動至他處

癌細胞穿出
血管或淋巴管

癌細胞移轉至其他器官
形成繼發性腫瘤

當腫瘤越長越大，部分癌細胞會陷入氧氣與營養皆不足的困境，
此時癌細胞會分泌血管新生因子，促進生成新的血管。

7. 改變能量代謝方式：「脂肪、澱粉等經過消化會
轉換成為葡萄糖，提供人體所需能量與二氧化
碳。」這是我們理解身體的吸收與代謝作用時經
常可見的句子。

一般正常的細胞代謝是以有氧代謝為主，也就是
讓大部分的葡萄糖在有氧的環境下經過作用後產
生能量，只有處於氧氣不足的環境下，才會啟動
糖解作用以產生身體所需的能量。

但癌細胞有專屬於自己的代謝運作方式，無論在有氧或無氧的環境下，都會讓大部分的葡萄糖以糖解作用的代謝方式獲得能量。而糖解作用的中間代謝分子，剛剛好有利於癌細胞增生，進而能促進腫瘤生長。

8. **逃離免疫系統監控與追殺**：在正常狀況下，人體存在著兩套免疫系統，分別為先天性免疫和後天性免疫。先天性免疫是與生俱來就會抵抗某些微生物侵犯的能力；後天免疫則是要經過接觸、對抗、辨識後才產生的抵抗能力。正常狀態下，只要人體發現體內有外來物入侵，就會啟動免疫機制，想辦法清除與消滅。

然而癌細胞不同於正常細胞，它會使出多種手段，讓免疫系統無法執行該執行的任務，包括降低自己的存在感，不讓免疫系統發現它，進而躲過免疫系統的監控和追殺；分泌物質抑制免疫細胞活性，並且招募某些免疫細胞一起合作，共同對抗其他免疫細胞的攻擊；促使免疫細胞進行自我毀滅行為，讓免疫功能混亂；違反免疫系統命令，拒絕執行癌細胞自殺程序，使免疫系統攻擊無效。

在詳細了解癌細胞的特色後，讓我們來看看當褪黑激素進入體內或是碰到癌細胞時會發生什麼事。

● 褪黑激素與癌細胞的對抗

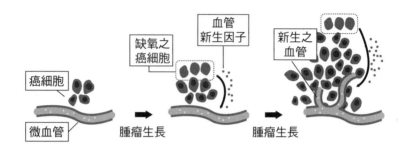

累積了將近半世紀的研究和實驗，專家們發現褪黑激素在面對癌細胞時，可以減少 DNA 損傷，降低基因突變的發生、抑制細胞釋出持續生長的訊息、阻止細胞不斷複製再複製、避免血管新生、對抗遠端轉移、抑制誘發腫瘤發炎反應、修正失常的代謝方式、阻斷逃避免疫系統攻擊的失控行為 [11] 等功效。

總的來說，褪黑激素一方面能夠對抗癌細胞生長，一方面又能加速癌細胞凋亡，還可以抑制遠端轉移 [12]，幾乎是全方面阻斷了癌細胞壯大的路徑和可能，具有令人期待的抗癌潛力。

杜絕血管增生，讓癌細胞轉移路徑受阻

關於上述褪黑激素的抗癌作用，有一點我認為特別振奮人心，值得花更多篇幅說明，那就是阻止血管增生。

隨著醫學的進步，癌症已不像從前那樣令人聞之色變，但聽到任何人罹癌的消息，多少還是讓人覺得沉重，因為我們無法忽視它對健康和生命的威脅。大家之所以對癌症感到畏懼，很大一部分是因為它的轉移性，轉移的意思就是，癌細胞會在體內游移，跑到離原發部位很遠的地方落地生根然後生長茁壯。這一點是癌病最特殊、最棘手的現象，也是造成癌症治療失敗和病患死亡的主因之一[13]。

癌細胞主要透過血管和淋巴管兩個通道進行轉移，整個旅程的起點就是在原發部位裡增生的血管。因為要供給快速增生的組織養分，癌細胞發展出增生血管的能力，讓組織裡的血管分布變得密集，因此癌細胞便能更輕易的移動到血管周遭，再加上侵犯的能力，它便能進入血管內在全身各處循環，轉移到身體其他器官。

明白癌細胞的轉移特性，若能從源頭把癌細胞的路徑堵住，讓血管無法增生，癌細胞一來沒有足夠的養分得以繼續成長，二來無法到處亂跑，它也就只能被困在「原地」漸漸衰亡了。在西元 2022 年所發表的一篇研究報告中[14]，我們可以很清楚地了解褪黑激素是如何抑制阻止血管的增生，這作用和發現對癌症治療來說真的足以令人感到狂喜。

此外，還有許多研究指出褪黑激素能降低化療毒性和副作用，這也是我認為很值得談談的發現。

若問癌友罹癌後害怕的是什麼？除了癌症轉移造成死亡的威脅和恐懼外，治療的不適感、疼痛、外貌變形和掉髮、嘔吐、體重狂掉等藥物副作用肯定也是榜上有名。

降低副作用不適感，減緩患者治療之苦

然而，褪黑激素的出現讓這一切有了一線曙光。自80、90年代開始，褪黑激素使用在癌症治療上的實驗研究越來越具規模，在發現褪黑激素可抗癌的同時，科學家們也注意到了患者有較少甚至無嘔吐、疼痛等副作用。

自此一些專家們開始積極投入褪黑激素和化學療法合併的研究，包括瑞士羅卡諾腫瘤學家奧格斯托‧皮卓日尼（Augusto Pedrazzini）和喬治‧馬斯卓尼（Maetroni G.J.）等，至今相關研究仍持續進行中。

而無論是早期的研究報告或近年的實驗數據，都證明了褪黑激素可中和化學療效的毒性，不但能改善化療副作用[15]，降低化療的藥物抗性[16]和放射性皮膚炎發生率[17]，也能緩解治療引起的血小板低下與神經病變[18]，並能改善掉髮、疲勞等問題[19]，甚至還可加強化療效果[20]。

誠如本章節一開始我就提到過，我的姊姊是癌友，在治療乳癌的過程中受盡化療副作用的折磨，有大約兩年的時間沒辦法好好睡覺，老實說那是一段沒有人願意想起的往事，太辛苦了！

　　因此，在越來越多褪黑激素能緩解化療之苦的研究報告發表之後，我實在感到很開心，回想當初，若姊姊也有機會使用褪黑激素輔助治療，是不是就能少受一點化療副作用之苦呢！我相信在癌症治療中靈活運用褪黑激素，對癌友來說絕對是一大福音！

新觀點看褪黑激素，用它抗癌也用它防癌

隨著醫療觀念的改變與調整，大部分的人面對癌症，已經不再執著於「根除腫瘤、提高存活率」這單一面向，而是更認同關照病人各層面需求，包含生理和心理，在病況改善的同時，也能兼具維持良好的生活品質。手術、化療、放射線治療、電療這幾種現行最常見的癌症治療法，在清除癌細胞的同時也往往或多或少傷害了正常細胞，對身體造成了不小的負擔。

截至目前為止，已有很多實驗證實褪黑激素幫助抗癌和降低副作用的可能性，尤其褪黑激素不太像我們一般的化療、標靶、免疫療法的藥物，只能針對某一種特定的癌症，甚至於只有針對很小一部分的癌症細胞。

在大型的薈萃分析（Meta-Analysis 一種透過統計、量化、整合、分析多個獨立研究以獲得更精確可靠結論的統計法）中，發現褪黑激素可以使用在所有的癌症上，且都能提高病人存活率。要注意的

是，褪黑激素使用在癌症病人身上，需要的劑量遠高於一般助眠的劑量。

當然這方面的研究還有很多討論空間，也有不少待解答的疑惑，但是把褪黑激素加入癌症治療方案裡，我想是一個需要被認真考慮的選擇。尤其是考慮到現有癌症治療的痛苦以及褪黑激素本身的低價格、低副作用，所以目前在臨床上，我用代謝療法治療癌症病人時都會加上褪黑激素。

另外，我們都知道癌症的發展是一個漫長的過程，平均可能要 10 年以上。因此有一種論點認為：我們應該假設每個人的體內都存在著癌細胞，它還沒有被發現可能只是因為還太小，或還在沉睡中。

我曾經因為家族沒有癌症史而感到洋洋得意，但在姊姊和父親相繼罹癌後，我受到了相當大的震撼，也才驚覺到原來每個人都離癌症好近。因此除了抗癌之外，我也不禁思考以預防癌症的角度來看，安全、無副作用、在歐美等國家地區早被認為是食品的褪黑激素是否也有攝取的必要性呢？！

04

預防、減緩骨質流失，
取得健康骨本主控權！

「為什麼我們要談骨質疏鬆，骨質疏鬆透過藥物治療就能獲得良好控制，不會有其他問題。」如果你也認同這觀念，那麼請務必仔細閱讀本篇章，你將驚覺到自己好像誤會了什麼！

隨著人類壽命的延長，世界衛生組織已認定骨質疏鬆症為全球僅次於冠狀動脈心臟病的重要疾病，並將每年 10 月 20 日訂為世界骨質疏鬆日，就是希望喚起民眾對該疾病的重視與認知，並提醒大家關心骨質健康。年輕的時候因為骨本還夠，多數人並不在意這個問題，但只要活得夠久，你我都逃不過老化，每個人都需要面對骨質流失的困擾。

骨質疏鬆所帶來的威脅

一直以來，台灣醫療水準在全世界可以擠上前段班，醫療技術聞名全球。但根據統計顯示，台灣髖骨骨折發生率卻是亞洲區第一名，全世界第九名。足以見得，我們對骨質疏鬆這個議題有些輕忽。

另外，骨質疏鬆的盛行率隨著人口老化逐日漸增。向來，大家都認為日本是全球人口老化最嚴重的國家，目前確實如此。不過，近年台灣人口老化速度竟然超越了日本，根據預測，2065 年台灣高齡人口比例將超過四成，換句話說屆時台灣將有五分之一人口是老人（年齡大於 65 歲）。

　　為什麼在面對高齡健康議題時，需要特別在意骨質疏鬆呢？談到骨質疏鬆，你可能馬上想到骨折。的確，在臨床上骨質疏鬆所導致的骨折最嚴重，但骨折本身並不是骨質疏鬆最可怕的地方，骨折之後隨之而來的各種狀況才是。

　　患有骨質疏鬆者一旦發生骨折，不僅僅住院時間更久、也需要更長的復原期。這些聽起來好像還算在預料內，但若無法完全康復可能讓我們長期困在床上，我們將會變得更虛弱、更容易被感染。除了失能臥床風險之外，為此喪失生活自理能力的機率也大大提升。臥床後，別說生活品質大打折扣，缺少活動身體退化速度加劇，各種大大小小的感染或疾病也更容易侵害我們，想要維護健康，更是遙遙無期。

骨質疏鬆是沉默的健康殺手

　　骨質疏鬆這個名詞對大多數人說，並不陌生。可是，我相信若在街上隨機請教 10 個中年人，問他們是否知

道自身骨頭健康狀態為何，相信大概就有 10 個人答不出來。臨床上發現，一般民眾都是等到自己骨折就醫後，才恍然明白自己已罹患骨質疏鬆症。

根據國民健康署 2017 至 2020 年「國民營養健康狀況變遷調查」結果顯示，65 歲以上民眾的骨質密度，至少有一個部位量測出有骨鬆的比率為 14.1%，約每 7 人中就有 1 人患有骨質疏鬆，其中，女性高於男性（女性 17.4%、男性 10.4%）。

由於骨質疏鬆早期並沒有明顯症狀，也不會造成不適，部分中高齡患者可能只有些微外觀變化，例如身高變矮、駝背等等。一般人面對這樣的改變，通常不以為意，最多用「老了」來自嘲。這就是骨質疏鬆與其他病症最大的不同，其他病症會造成我們身體的不適，但骨質疏鬆往往在我們渾然不覺中發生。

因此我們徒有認知，而缺乏警覺。骨質疏鬆麻煩的是，患者相較於其他人更容易發生骨折，不見得跌倒才骨折，往往一個突然過猛的外力，骨折就來報到了。

骨鬆到底如何發生？

骨質疏鬆是慢性病，醫學對它的定義是一種因為骨量減少，或者骨密度降低，而使骨骼細微結構發生破壞的疾病。惡化的結果將導致骨骼脆弱，並使骨折危險性明顯增高。

骨量為什麼減少？骨密度又為什麼降低呢？要了解這些問題，我們得先認識兩種重要的骨頭細胞：成骨細胞與蝕骨細胞。「成骨細胞」負責原處生產新的骨骼，並重建舊的或破碎的骨骼。「蝕骨細胞」的功能則恰恰相反，它負責分解骨骼，回收老骨，讓新的骨頭可以取而代之。簡言之，骨骼汰舊換新就靠他們二位聯手協力合作。

　　在正常情況下，成骨細胞的生產速度，和蝕骨細胞的破壞速度一致，他們攜手將骨骼裡的成分除舊布新，將鈣與鎂等礦物質儲存進骨骼中，讓它們密實且堅硬，我們的骨質總量也因此得以維持。

　　只不過，到了30多歲之後，兩者腳步逐漸不一致，當成骨細胞活動量低於蝕骨細胞時，我們便開始面臨骨質流失。這時候骨骼裡堅硬的物質變少了，骨骼開始變得脆弱，而當骨量減少太多，或者骨質密度下降太多，達到一定嚴重程度時就稱為骨質疏鬆，骨骼受傷斷裂的情況會更常見。

骨鬆藥物治療的天花板

　　骨質疏鬆的治療分為非藥物治療與藥物治療。非藥物治療包括戒菸、戒酒、飲食調整、運動增強肌力並強化骨密度等。

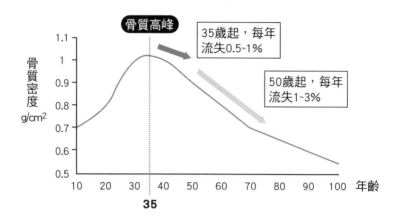

● 骨質密度與年齡的關係

骨質高峰

35歲起，每年
流失0.5~1%

50歲起，每年
流失1~3%

骨質密度 g/cm²

1.1
1
0.9
0.8
0.7
0.6
0.5

10　20　30　40　50　60　70　80　90　100　年齡
　　　　35

35 歲之後隨年齡增加，我們每年骨質流失約 0.5 ～ 1%；50 歲
起流失更快，每年約 1 ～ 3%。

　　藥物治療則分為「減少骨流失」和「刺激骨生成」
兩大方向。減少「骨流失」部分包括雙磷酸鹽類（口
服、注射）、RANKL 單株抗體（注射）、選擇性雌
激素調節劑（口服）等；「刺激骨生成」部分如副甲
狀腺荷爾蒙製劑（注射）；還有另一種鍶化合物（口
服）則同時具有減少骨流失和刺激骨生成這兩種雙重
作用。

　　這樣看來，目前的醫療技術對骨質疏鬆似乎還滿有
辦法的，但真的是如此嗎？藥物治療確實能幫助延緩
骨質疏鬆的過程，可惜的是，骨質疏鬆並無法治癒，

開始用藥治療後就很難完全停藥，若不按醫囑擅自停藥只怕骨質流失更快。

除此之外，是藥物就會帶來副作用，骨質疏鬆的藥物也不例外。比較令人感到傷腦筋的是併發症的發生，包括顎骨壞死、非典型股骨骨折等。其中，非典型股骨骨折自 2005 年被提出後，近年來已累積了越來越多的案例。這些案例指出，長期使用雙磷酸鹽類會提高非典型骨折的機率，要特別留意的是這並不意味著其他藥物沒有此問題，只是因為雙磷酸鹽類療效顯著，在臨床上使用量最大，上市時間最久，案例數最多而已。

奪回控制骨骼老化的主控權

現在我們知道骨質疏鬆怎麼發生，也知道骨質疏鬆可以藥物治療，唯獨藥物治療伴隨而來的併發症風險需要多考慮一下。

我們可能從小就被灌輸一個觀念：「骨骼長到一定程度後，就不會再變了。」但閱讀本篇章至此，你應該知道以上說法並不完全正確了。我們的骨頭是活生生的器官，它能不斷自行再生與修復。

我們身上每根骨頭現在的分子和幾年前、十幾年前並不相同，它會因需要、以及得到的養分而有所變化。換句話說，我們可以積極一點，別等到骨質流失了，

再進行藥物治療，我們應該奪回控制骨骼老化過程的主控權。具體該怎麼做呢？除了飲食、運動之外，最佳的小幫手是褪黑激素。

研究證實[1]褪黑激素與骨質密度有密切關聯，它能直接分別作用於兩種骨骼細胞。在成骨細胞作用方面，褪黑激素能刺激成骨細胞的分化與增殖，增加骨

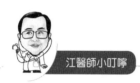

江醫師小叮嚀

長期使用雙磷酸鹽類藥物治療骨鬆，請審慎

目前案例中非典型骨折以發生在股骨（大腿骨）為主，這是一種有別於骨質疏鬆所引起的骨折，通常發生在接受雙磷酸鹽藥物治療的患者身上。使用雙磷酸鹽藥物的目的明明是為了預防骨折而治療骨鬆，但治療之後卻極可能導致另一種現象的骨折。

最麻煩的是，雙磷酸鹽類藥物會改變正常骨骼的重建和修復，會讓骨頭變硬但也會變脆，所以不用巨大創傷力，一個輕微跌倒、大腿扭轉動作，就可能發生非典型股骨骨折。此外，大概有三分之一的病人會因為骨頭太硬太脆，在手術放入骨

基質合成，強化骨頭的堅硬度；在蝕骨細胞作用上，褪黑激素能增加護骨素的分泌量，抑制蝕骨細胞分化，減少骨質的流失。

另外，褪黑激素優秀的抗氧化能力，也能防止成骨細胞和蝕骨細胞受到自由基破壞，維持骨骼新陳代謝

髓內釘時還會伴隨粉碎性骨折。

另外，非典型股骨骨折經常發生於兩側。而且根據 2013 年《頭蓋顏面外科學雜誌》的研究，使用這些骨鬆藥物，會增加 7.5 倍的植牙失敗率來到可怕的 8.8%（雖然不知道未來自己會不會需要植牙，可是考慮到年紀大之後的牙齒脫落的機會，植牙還是一個常見的手術，一旦不能植牙也會變得很麻煩）。

在此呼籲，正在接受骨質疏鬆症治療的朋友們，如果口服雙磷酸鹽類藥物超過 5 年，或者靜脈注射雙磷酸鹽藥物超過 3 年，應該要與醫生討論後續療程，看看是否有暫時停藥或更換藥物種類的可能。

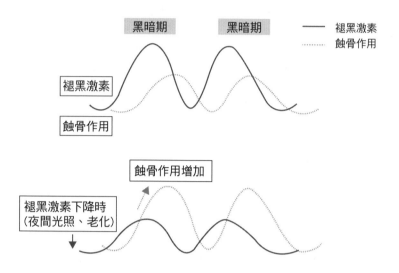

● 褪黑激素抑制骨吸收

黑暗期　　　黑暗期　　　―― 褪黑激素
　　　　　　　　　　　　　‥‥‥ 蝕骨作用

褪黑激素

蝕骨作用

蝕骨作用增加

褪黑激素下降時
(夜間光照、老化)

當褪黑激素分泌量降低時，會增加骨頭的吸收，導致骨流失[2]。
資料來源：Journal of Pineal Research, 2013

能力的平衡。最後，褪黑激素可以和其他相關荷爾蒙如副甲狀腺素、雌激素、抑鈣激素等互動，有益改善骨骼強度。

對抗不同骨質疏鬆症都有療效

以往提到骨質疏鬆，大家往往認為停經後的女性朋友是唯一的危險族群。會這樣認為，主要是停經之後缺少了雌激素的保護，蝕骨細胞的活性會增加，導致骨質流失速度加快。

其實男性體內的睪固酮也肩負著阻擋蝕骨細胞過於強盛的任務。男性朋友年老後隨著睪固酮分泌的減少，同樣會面臨骨質流失的困擾。

按照骨質疏鬆發生的原因，我們習慣上會將骨鬆分成「原發性骨質疏鬆」與「續發性骨質疏鬆」兩大類。原發性骨質疏鬆和女性停經與不分性別的老化因素有關，續發性骨質疏鬆則為藥物副作用、內分泌失調、其他疾病之併發症等。

報告指出褪黑激素能防止鈣流失[3]，也能透過各種不同機轉，對抗不同原因造成的骨鬆症，例如因年紀而流失的骨密度，研究證實褪黑激素能幫助骨頭鈣質的增加[4]；針對停經後婦女所做的隨機對照試驗證實，褪黑激素量越多，股骨頸骨密度越高[5]；此外褪黑激素還有助於骨折的癒合[6]。

支撐牙齒的骨頭也很重要

除了那些支撐大腦、軀幹的骨骼之外，別忘了我們的牙齒也需要骨骼支撐，而研究發現褪黑激素與牙齒健康息息相關。

不知道你有沒有聽過「牙齒骨頭被細菌吃掉」這個驚悚的說法？現在就讓我們抽絲剝繭看看，究竟是什麼細菌這麼厲害，而它吃掉的是什麼骨頭？

我們的牙齒和骨骼都很堅硬，不過牙齒外層的堅硬程度略勝一籌，因為它多了一層琺瑯質。當然光有琺瑯質還不夠，牙齒能一顆顆待在口腔中，是因為下方穩穩的齒槽骨與之緊密結合。齒槽骨就是負責支撐牙齒的骨骼，也就是上述提到會被細菌吃掉的骨骼。

到底什麼細菌這麼可怕？答案就是被稱為「牙菌斑」的微小細菌。牙菌斑實際上是由超過 700 多種的口腔細菌所構成，每次進食完畢，我們口腔內的細菌量都會飆升，當口腔衛生工作沒有落實，龐大的牙菌斑就會堆積在牙齦與牙齒間的縫隙處，形成牙菌斑，長此以往就會導致普遍的口腔疾病——牙周病。

保護齒槽骨改善牙周病

牙周病當然也不是一夕之間就會形成，不良的口腔清潔習慣一開始會先導致牙齦炎，再來才是牙周炎（牙周病）。當牙周病形成時，代表牙齦溝內有更深的空間，我們稱為「牙周囊袋」，它是細菌最愛的地方。

若面對牙周病還置之不理，那麼細菌在牙周囊袋夜夜開 party，我們的齒槽骨就會遭殃，細菌會開始啃食骨質結構，掏空骨質。牙齒可能開始搖搖欲墜，甚至脫落。

既然褪黑激素能作用於 206 塊骨骼，自然也能作用於齒槽骨。研究發現，褪黑激素有利於抑制蝕骨做

用，改善牙骨[7]。此外，褪黑激素也能有效改善牙周囊袋的深度。實驗顯示，不論是每天服用 1mg 持續一個月[8]，或者 2mg 持續一個月[9]，都能見到牙周囊袋深度的改變。

另外，有一份針對二型糖尿病患牙周病的雙盲臨床研究[10]，也證實褪黑激素能降低發炎反應，進而改善牙周囊袋的深度，有效防治牙周病進展。我有一次牙周病發作，甚至導致牙齦疼痛，於是睡覺前將褪黑激素含在那一顆正在疼痛的牙齦附近，結果牙周病就迅速獲得改善。

別忘了骨頭軟組織也要照顧

骨骼系統除了骨骼外，還包括軟骨、韌帶和肌腱。想要活動自如，除了需要骨骼之外，也需要關節（軟骨和韌帶構成）協同合作。關節彷彿多功能五金鉸鏈般，協助我們做出各種不可思議的動作。

關節時時刻刻得平衡身體「穩定」和「變動」兩種相反力量，長期使用當然會造成關節的磨損，就如同家中的五金鉸鏈，日復一日年復一年的開開關關中，潤滑效果就會逐漸變差，鉸鏈也會走樣變形，嘎嘎作響的怪聲難免就出現了。

關節也一樣，隨著年紀增長，我們關節表面的軟骨會變得較薄、較粗糙，這時候對骨骼提供的保護力便會下降，當骨骼相互推擠碰撞，關節就容易發炎。

除了關節之外，我們身體還有另外一個小小的軟組織叫椎間盤。它跟關節一樣提供著壁震潤滑作用，服務的對象是脊椎骨。椎間盤是各節脊椎間的彈性組織，就像避震器一樣。當椎間盤發炎、受傷引起退化，會造成背部、腰部的疼痛，最後也可能導致退化性關節炎。此外，椎間盤老化而變扁也是老人變矮的原因。

緩解關節和椎間盤的發炎與退化

雖然目前我們可以透過藥物、復健及手術三種方式，針對各種關節炎進行治療，但我相信如果有方法讓大家可以「不用經歷疼痛」，就能先緩解發炎，讓關節重生，應該沒有人會拒絕吧！是的，褪黑激素就是新的選擇。

在研究中 [11]、[12] 皆指出，褪黑激素以多種方式抑制椎間盤細胞凋亡和退化，同時能促進椎間盤細胞中的基質合成代謝，另外，褪黑激素的抗氧化能力也能幫助軟組織細胞調節，抑制發炎反應，改善關節炎。同時褪黑激素也可以抑制椎間盤因為老化而變扁。

05

連防不勝防的慢性疼痛症，
也能夠輕鬆緩解！

　　猶記得當初看到褪黑激素能對抗疼痛的文獻後，我便在診間與工作人員提到從小伴著我的阿嬤睡覺前，會拿著白花油、萬金油在全身到處抹來抹去。長大後讀了醫學院才知道，原來我阿嬤就是纖維肌痛症的受害者，就跟女神卡卡一樣都有纖維肌痛症！我真希望早點知道褪黑激素這神奇能力，讓阿嬤不用經年累月的受到疼痛折磨。

　　我的患者中也有為數不少的人飽受疼痛所苦，如果反覆依賴止痛藥的話，吃到最後恐怕胃跟腎臟都會壞掉。因此這個篇章我們要來談談會讓人抓狂兼憂鬱的慢性疼痛。

慢性疼痛不只是痛，已成為一種病

　　「蝦米，江醫師你認真？慢性疼痛是一種疾病？」每當我向患者解釋慢性疼痛時，常常收到這樣的回饋。實際上，世界衛生組織（WHO）早在 2000 年就把慢性疼痛視為一種疾病，而國際疼痛研究學會

（IASP）更是將每年 10 月的第三個星期一，定為「全球抗痛日」，希望喚起大家對疼痛的重視。

關於疼痛，一般人對它充滿刻板印象，要不就是得要明顯看到組織變化，例如發紅、腫脹、撕裂，或者要痛到受不了、站不直，那才叫疼痛，才需要看醫生。

其實不是這樣的，根據國際疼痛研究學會的定義，只要任何造成身體不舒服的感覺，不論是刺刺的、麻麻的、悶悶的；或者身體組織受到傷害，抑或是情緒因為身體說不上來的不適，都是疼痛的範疇。而只要主觀上感覺疼痛時間持續並超過 3 個月，那便可以確診為「慢性疼痛」。

疼痛不是吞顆止痛藥的事

醫學上目前比較常使用的疼痛分類系統，一個是依據疼痛持續時間、一個是依據生理機轉所做的分類。以持續時間區分，疼痛可分為：急性與慢性；以病生理機轉區分，疼痛可分為感覺性疼痛、神經性疼痛、心理性疼痛以及混合型疼痛。

其中，按照時間區分的疼痛類型最簡單，急性疼痛一般在 4 到 6 週內就能獲得緩解，而慢性疼痛則如前述，往往持續 12 週仍未能緩解。

● 慢性疼痛與急性疼痛

	慢性疼痛	急性疼痛
定義	1. 只要感受到疼痛，不分輕重度 2. 反覆發作 3. 維持 3 個月以上	1. 有實際的組織傷害 2. 病灶解除後，疼痛逐漸緩解
常見原因	1. 各類外傷 2. 慢性病 3. 神經類疼痛 4. 癌症	1. 組織損傷或發炎 2. 急性創傷造成
特性	長時間且反覆發作	治療後疼痛能減緩

若按病生理機轉來區分，通常「急性疼痛」被認為是因組織受傷而引發的疼痛感，病灶明確，多屬於感覺性疼痛，例如骨折、燒傷、扭傷、牙痛等，也有可能是神經性疼痛，如帶狀性皰疹。而「慢性疼痛」則相對複雜，它包含了病生理疼痛的所有分類，有可能是外傷造成、各種疾病造成，也可能找不出原因。

根據國際疼痛研究學會和世界衛生組織的統計，全球每 5 名成年人中，就有 1 人飽受慢性疼痛之苦。隨著人口老化，相信慢性疼痛只會更嚴重。

慢性疼痛對身體帶來的影響，絕對不單單只是痛，它會對患者造成潛在的傷害，臨床觀察長期疼痛會造成活動力下降，生理功能跟著衰退，也可能導致精神和情緒上的困擾，引發諸如心肌梗塞、腸躁、焦慮、憂鬱等疾病。

神經性疼痛——痛到令人抓狂

痛有百百種，我們無法在一個篇章中全部談完。因此，我挑了兩種很令人抓狂的慢性疼痛來聊聊，這兩種疼痛也同時是我最熟悉的疼痛：神經性疼痛與纖維肌痛症。

數十年腎臟科的經驗，讓我經常得面對患者抱怨因神經系統受傷而引發的疼痛。神經痛的痛法就像千面女郎般很多變，像是灼熱、刺痛、搔癢、麻木、針扎、電擊、輕觸痛、抽痛、冰冷、像螞蟻爬等等。

發作時間難以預期，持續時間也不定，可能很短暫，也可能持續一整天，另外發作時也可能合併不同程度的感覺異常。根據患者主述，神經痛在安靜的環境下，痛感會加劇放大，令人抓狂。

神經痛容易演變成慢性疼痛

有很多疾病會造成神經痛，糖尿病、腎衰竭、中風、腫瘤、免疫疾病……神經痛可概分為「中樞神經病」

和「周邊神經痛」二大類，引發中樞神經痛常見原因如中風後疼痛、脊椎損傷等：常見的周邊神經痛如糖尿病神經病變痛、三叉神經痛、帶狀疱疹後神經痛。

一般止痛用藥如阿斯匹靈、普拿疼等，對治療神經痛的效果並不好。由於部分慢性疼痛不像急性疼痛那般劇烈，基於各種理由，例如沒時間就診、覺得幾天後就會好、逃避……不少人面對神經痛不是選擇忍痛，就是吞個止痛藥希望降低疼痛感，默默等待疼痛風暴過去。這一點要特別注意，當缺乏正確治療時，神經痛往往容易出現慢性化現象。

痛久了，就算本來不會痛也會跟著痛

在正常情況下，人體的周邊感覺神經負責接受外界的冷、熱、痛等刺激，並將這些訊息傳送至中樞神經脊髓和大腦，同時大腦會針對些刺激反應傳遞抑制訊號。

我們可以把神經想像成電線，神經痛就是電線外皮磨損，當周邊神經傳導出問題時，它就會像壞掉的電線般不斷漏電，即使沒有外來刺激，神經也不斷向大腦傳遞疼痛的訊號，這會形成周圍敏感化，增加痛覺接收體的數目。

不止這樣，受損的神經會出現過度放電的現象，另外神經受到刺激後所釋放的化學物質，也會讓脊髓中

的後角細胞性質改變，並導致脊髓、大腦神經路線的重組，使得一些原來不會造成痛覺的刺激，也變成疼痛的訊號。

總之，長期反覆地神經刺激使得腦部負責疼痛的接受器變敏感，傳送疼痛的傳導物質也變多，大腦對傳導訊息還會錯誤解讀，所以痛感的臨界值降低、痛感可能放大，以至於患者過去不覺得痛的情況，現在卻都容易感覺痛。

纖維肌痛症——不是公主的公主病

除了神經痛之外，另一種纖維肌痛症也相當折磨人。患有纖維肌痛症的人經常被譏笑是公主病，因為他們總是這邊痛、那邊痛，一下頭痛一下全身痠痛，身上明明沒有傷也痛，甚至皮膚輕輕觸碰就痛，我阿嬤就是如此。

纖維肌痛症是一種慢性廣泛性的疼痛，臨床表現相當複雜，在全身很多部位都有可能發生。因此患者一開始就像是醫療院所的吉普賽人般，流連往返於醫院診間。

例如出現腹痛的會先掛腸胃科、筋骨痠痛的看骨科、復健科或免疫風濕科、胸痛看心臟科等，所有該做的檢查都做，卻怎麼也找不出具體的蛛絲馬跡。往往

在排除其他疾病診斷後，最後才會被確診為纖維肌痛症。根據統計，女性比較容易罹患纖維肌痛症，占總患者的八成左右，因此被戲稱為「公主病」。

查無異常的神祕疼痛症

纖維肌痛症的特色就是患者主訴疼痛的部位，經過檢查後會發現組織構造完全正常，沒有發炎、沒有受損，但患者就是被疼痛困擾著。這種神祕的疼痛症確切致病原因仍在研究當中，目前主流推測是患者體內跟疼痛有關的中樞神經傳導物特別多，所以纖維肌痛症患者的中樞神經系統，會把一般不會引發疼痛的訊息放大，對疼痛特別敏感。

另外，研究也顯示心理壓力或創傷事件，也會誘發廣泛性的疼痛。部分研究發現纖維肌痛症有家族遺傳的傾向。

纖維肌痛症雖神祕，卻不少見，約有 2 ～ 6% 的成人罹患此病，患者往往苦不堪言。因為疼痛確實存在，但檢查卻都無異，甚至得面對家人的質疑與責難，很容易自我懷疑，陷入生心理的惡性循環。纖維肌痛症主要症狀除了慢性廣泛性疼痛之外，還有壓痛，也會合併其他全身性症狀和疾患，如疲倦、失眠、緊張性頭痛、偏頭痛、腸躁症、焦慮、憂鬱等。

根本沒有無副作用的止痛藥

　　不論是哪種痛，當然都有藥物可以緩解。目前針對病灶明確的疼痛，最主要的治療方法就是將病灶移除；神經痛主要以抗癲癇藥物、抗憂鬱類藥物以及局部麻醉劑貼布為主，若是非常頑固的疼痛則可考慮鴉片類止痛藥；纖維肌痛則以一般止痛藥、抗癲癇藥物、抗憂鬱類藥物為主，另外配合生活調整。

　　不論是抗癲癇或抗憂鬱藥物，都是透過阻斷或降低疼痛神經傳導物質的傳遞，抑制痛覺傳到大腦，解緩疼痛的感覺。不過，這類型藥物的選擇性不像高血壓、高血脂用藥那麼多，患者的選擇少，在治療上難免有瓶頸。

　　再者，止痛藥沒有無副作用的，像日本超夯止痛藥EVE、布洛芬等非類固醇消炎止痛藥，可能造成腸胃不適、腎衰竭、凝血功能異常或增加心血管疾病、中風等副作用；普拿疼等含乙醯氨酚的止痛藥，若過量服用可能造成肝臟損傷；抗癲癇藥物可能會有嗜睡、掉髮、皮膚疹、腸胃不適等副作用；抗憂鬱藥物可能的副作用包括頭痛、視力模糊、便祕、排尿困難等等，而慢性疼痛通常又得和疼痛長期抗戰，難避免長期服藥，副作用的問題也需重視。

然而諷刺的是，止痛藥可能會引起長期疼痛！加拿大、美國和歐洲的研究人員表示，這些藥物干擾了身體的發炎反應，而發炎反應有助於修復受損組織。

麥吉爾大學（McGill University）的 Jeffery Mogil 認為「發炎是有原因的，而干預它似乎是危險的」。他們在分析一群背部下方出現不適感覺的人時，發現止痛藥會阻礙特殊類型白血球中性粒細胞（neutrophils）的傳播，實驗室進行小鼠研究時，研究人員發現阻止中性粒細胞會使疼痛持續時間延長 10 倍。他們的發現與另一項約 50 萬人的研究結果相似，這些人在服用止痛藥治療原始問題後，仍然經歷著 2 至 10 年的疼痛。

止痛的另一選擇

隨著醫學科技的進步，我們希望針對慢性疼痛有更多藥物可以選擇，也能有更理想的治療方法。

褪黑激素被證實能降低各種疼痛。研究 [1] 證實褪黑激素不論對感覺性疼痛，或者神經性疼痛皆具有降低疼痛的效果；2020 年國外針對纖維肌痛患者進行三項實驗，分別讓纖維肌痛患者在睡前服用 3mg，持續 28 天、5mg，持續 60 天，以及 10mg，42 天，發現患者接受褪黑激素治療後疼痛明顯減輕 [2]。

除了能緩解纖維肌痛患者的不適，褪黑激素也能減緩神經病變患者的疼痛指數。2021 年歐洲的一份隨機雙盲研究[3] 顯示，糖尿病神經病變患者每天服用 6mg 褪黑激素，疼痛指數隨著服用時間而有明顯下降。不止這樣，同年另一份研究[4] 也證實，褪黑激素能緩解因腫瘤而引起的神經疼痛。

　　另外，研究發現偏頭痛病人體內褪黑激素的量偏低，2017 年一份研究[5] 將偏頭痛患者分成三組，每天分別接受 3mg 褪黑激素、200mg 抗癲癇藥物 valproate 和安慰劑的輔助治療，研究進行二個月後，結果顯示褪黑激素和藥物都能降低偏頭痛發作的頻率及時間，而安慰劑則完全沒有效果。而在接受輔治治療過程中，使用藥物治療所造成患者身上不良情況的比例明顯比安慰劑、褪黑激素來得高。

　　除了偏頭痛，也有研究[6] 證實，褪黑激素能幫助改善女性子宮內膜異位症的疼痛。研究指出褪黑激素可以減少內膜異位損傷，抑制細胞增殖並調節子宮內膜上皮細胞功能，它的抗氧化能力也能抑制內膜異位血管生成，抑制異位內膜繼續增長，讓組織活躍性降低並使之縮小，進一步達到改善子宮內膜異位的目的。

● 褪黑激素治療神經痛，降低糖尿病神經病變患者疼痛

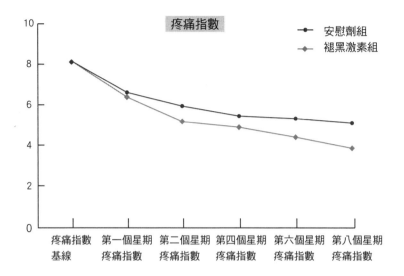

資料來源：Eur. J. Clin. Pharmacol., 2021

江醫師小講堂

疼痛有記憶，病灶解除依舊可能會痛

人體有太多奇妙的地方，即使醫療科技如此進步發達的現在，依舊有許多奧祕值得我們進一步探究，例如臨床上常見的「疼痛記憶」這現象。

以往大家會認為解除病灶，就能解除疼痛。不過後來發現，有些病患即使接受了完美的手術，將病灶移除，疼痛還是會存在。另一個更強烈且極端的例子是幻肢痛，這種疼痛很常發生在手腳已截肢的患者身上，照理說已被截除的部位不再有任何感覺，但患者卻仍感受到各樣如電擊、火燒或針刺等疼痛。

這類型的神經性疼痛原因尚未確定，主要推測是疼痛被記住後，中樞持續傳導疼痛訊號所致，患者往往深受其擾。疼痛所帶來的潛在傷害很大，不論生理心理都會受到影響。也因此以前傳統我們對疼痛的概念是控制它，但現在已經變成治療它。

臨床上為了避免病人使用到會傷害腎臟的止痛藥，我都會使用褪黑激素來治療病人的疼痛，如果效果不夠好，我再加上維生素 D，這麼無副作用的治療可以去掉 80% 的病人使用止痛藥的機會。

06

增加瘦身脂肪幫助減肥，
降低未來洗腎風險！

提到肥胖引起的健康問題，大家會想到哪些？糖尿病、高血壓、高血脂、心肌梗塞、代謝症候群等，相信上述疾病或多或少會出現在你的腦海中。但會將肥胖與腎臟病聯想在一塊的人，我猜想只有寥寥可數。這個篇章除了要跟大家好好談談褪黑激素與肥胖的關係之外，更是想呼籲大家重視「肥胖會加重腎臟病風險」這議題。

腎臟疾病不是老年人的專利！

根據衛福部的統計，2021 年國人十大死因排行榜中，腎炎、腎病症候群及腎病變排名 9，與前年相比往前推進一位，比較令人感到擔憂的是，依據《2021 台灣腎病年報》顯示，末期腎臟病需要進行透析治療（洗腎）的比例有增加的趨勢，因腎臟問題而住院的年齡層也有下降的趨勢，足以見得腎臟疾病有年輕化趨勢，不是老年人的專利。

腎臟疾病可以概略分為「急性腎臟病」和「慢性腎臟病」。引發急性腎臟病的常見原因如自體免疫、抗生素抗發炎等藥物引起、泌尿道阻塞;引發慢性腎臟病的常見原因包括慢性疾病,如糖尿病、高血壓;免疫系統疾病如紅斑性狼瘡、腎絲球腎炎;不當的藥物使用,以及遺傳性疾病(約占 3%)等。

近年來國內外研究紛紛發現,肥胖也會增加慢性腎臟病發生的機會,因此大力呼籲大眾要透過健康生活,控制體重,維護腎健康。

想要腎健康,從打擊肥胖開始

我的腎臟病患者半數以上有過重的問題,臨床經驗讓我很早就推測肥胖與慢性腎臟病之間有所關連,因此我常在診間苦口婆心勸患者們進行體重控制。長庚醫院也曾針對 2 萬多名的成年人進行內臟脂肪指數與慢性腎臟病的關聯分析,結果發現兩者高度相關,研究成果也於 2018 年 3 月刊登於國際期刊《Journal of Renal Nutrition》(腎臟營養學雜誌)中。

我們都知道體脂肪依照分布型態,可以區分為皮下脂肪和內臟脂肪。其中內臟脂肪型肥胖和慢性腎臟病關聯較密切。肥胖會改變腎臟血流,增加其工作負擔,造成腎絲球高壓使得腎絲球肥大,同時造成腎絲球超過濾,引發蛋白尿和腎絲球纖維化。

此外肥胖與高血糖、高血壓、高血脂關係密切，高血糖會造成腎絲球損傷、高血壓會造成腎血管收縮、硬化，而高血脂則容易導致腎動脈變窄。所以想要保護腎臟健康，必須認真面對肥胖問題，否則，慢性腎臟病和末期腎臟病會在不遠處向我們招手。

最強瘦身荷爾蒙──褪黑激素

打擊肥胖的方式眾多，而且以驚人的速度推陳出新，Google 輸入「減肥」關鍵字，上千筆連結排列地整整齊齊，等待我們點開。我相信有些讀者也有努力甩油的經驗，從各式各樣的減肥法，諸如蘋果減肥法、生酮減肥法、168 減肥法……等，到五花八門的減肥輔助品，如吃的代餐、減肥藥、抹的減肥霜還有綁的減肥帶等等，都是一頁頁斑斑血淚史。很可惜，根據考科藍實證醫學中心的大型回顧發現，目前市面上所有的減肥藥物不是沒效，就是副作用太強而被美國 FDA 撤銷許可證。

其實控制體重可以不用這麼辛苦，如果條件允許擁有優質的睡眠，只要睡對時間就能輕鬆「享瘦」，或者適量補充褪黑激素也有幫助。

褪黑激素是最強瘦身荷爾蒙，它促進代謝與肌肉合成，同時改變脂肪的型態，可以降低體重、身體質量指數（BMI）。2021《Nutrition》（營養雜誌）也針

對諸多文獻進行了統整分析，結論顯示有許多臨床試驗都幫我們證實了補充褪黑激素對體重減輕、BMI 或腰圍有顯著影響[1]。

脂肪細胞分三色，作用各不同

要知道褪黑激素為什麼撐得起「最強瘦身荷爾蒙」的稱號，我們得先了解三種脂肪與兩種阻抗，首先我們來談談脂肪。

提到減肥，多數人應該都希望能把全身的脂肪通通逐出吧？千萬不要，因為也有能夠幫忙瘦身的脂肪！根據脂肪組織所在的位置、顏色外觀和功能，我們將體內脂肪分成三種：白色脂肪、棕色脂肪和米色脂肪。

我們最熟悉、總是害我們年長後默默收起年輕時衣服，將 S 號換成 M 或 L 號的脂肪，就是「白色脂肪」。白色脂肪負責儲存能量，皮膚底下的皮下脂肪，和內臟部位的內臟脂肪，都屬於白色脂肪。如果將白色脂肪放在顯微鏡下觀察，會發現它的油滴幾乎占據整顆細胞，細胞核則被壓扁擠到角落。

油滴是什麼呢？簡單來說它就是儲存油脂用的脂肪球。因此白色脂肪越多，代表體內脂肪越多，想要對抗肥胖，必須消滅白色脂肪。

● 負責儲存油脂的油滴

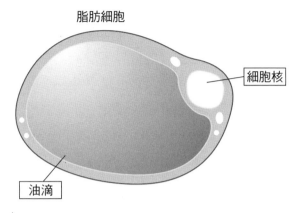

脂肪細胞

細胞核

油滴

我們吃進肚的額外能量，儲存在脂肪細胞裡的油滴。

　　但我也必須幫白色脂肪說些話，它並非完全沒有好處。白色脂肪能保護臟器、維持體溫、提供必要能量並參與激素的分泌。只是在現代人飲食失衡、缺乏運動的生活習慣下，它只能摸摸鼻子背負起肥胖元凶的臭名了。

原來脂肪也能幫助瘦身

　　棕色脂肪顧名思義外觀上顏色較深，放在顯微鏡下，會發現它的油滴小且分散，細胞尺寸也小，跟白色脂肪最大的差別在於棕色脂肪有許多粒線體，白色脂肪則寥寥可數。

粒線體因為含有細胞色素，因此細胞外觀顏色會呈棕色，此外，更是棕色脂肪能夠產生「熱」的關鍵。看到這裡大家應該猜得出來，棕色脂肪能夠幫忙燃燒熱量、消耗卡路里，它是打擊肥胖的小幫手。關於棕色脂肪的存在與否科學家也是爭論許久，一直到 2009 年學界才有了切確證據，證實在成人的頸部後方深層接近脊椎、左右鎖骨上方，存在著棕色脂肪組織。

最後一個也是發現時間最短的是「米色脂肪」。米色介於白色與棕色間，用色彩思維來推敲，米色脂肪不論在功能上或外觀上，的確就介於白色與棕色脂肪之間，在平常狀態下，它比較像白色脂肪，但受到鼓舞與刺激，它會變身，加入棕色細胞行列一起產熱。

若將米色脂肪放在顯微鏡下觀察，我們可以發現它就像白色與棕色脂肪相加再除二一樣，油滴分散但又沒那麼廣泛，且油滴體積略大於棕色脂肪；有粒線體存在但數量略少於棕色脂肪。想要甩油，變身後的米色脂肪也會是得力助手。

瘦素阻抗，讓你瘦不下來的凶手

在我們體內有一種荷爾蒙掌管著大腦對食物的反應，在一切正常的情況下，它會在我們飽餐一頓後增加，並且適時向大腦發出「可以了，吃飽了」的訊號，讓我們不會吃下過多的食物，它就是瘦素（或瘦體素）。

● 三種脂肪的不同

脂肪類型	油滴型態	粒線體數量	主要功能
白色脂肪 	大， 單一	少， 密度低	儲存能量
米色脂肪 	中， 多顆	中， 密度一般	燃燒熱量
棕色脂肪 	小， 多顆	多， 密度高	燃燒熱量

瘦素，望文生義就是能幫助我們控制體重的荷爾蒙。有趣的是，瘦素由脂肪細胞分泌，沒錯，就是那個幫我們儲存熱量的脂肪細胞。當脂肪細胞數量越多，代表體內瘦素濃度越高，弔詭的是，體內瘦素濃度越高，卻不見得能發揮更強大抑制食慾的功效。

研究發現，肥胖者體內的瘦體素濃度往往比較高，但他們的瘦素受體並沒有按照應有的方式活化，身體無法對瘦素產生反應，這現象我們稱為「瘦素阻抗」。當瘦素阻抗發生時，進食的飽足感會大幅下降，即使吃很多口腹之慾也不容易獲得滿足，這會迫使人們吃更多，體重控制便會陷入惡性循環。

麻煩的不止如此，瘦素阻抗和胰島素阻抗向來是好兄弟，當瘦素阻抗發生時也要擔心胰島素阻抗的出現。

小心！肥胖會引發胰島素阻抗

胰島素是人體重要的荷爾蒙，由胰臟內的胰島細胞所分泌，在我們身體的肝臟、肌肉、脂肪組織中，都可以發現它的蹤跡。胰島素是人體自行分泌的荷爾蒙，無法透過飲食獲得或補充。胰島素主要負責工作項目有三：

第一：它負責掌管能量的儲存，肩負調節碳水化合物和脂肪代謝的重任。當我們把食物吃下肚後，血糖會上升，身體偵測到血糖升高的訊

號時，胰島素便會武裝上陣，盡責地打開細胞表面的通道，讓葡萄糖進入細胞內，轉換成能量，供全身使用，同時讓血糖值降低，讓血糖得到平衡。

第二：它增強脂肪酸的合成，當我們攝取的熱量多過於所需，胰島素會很幫忙把這些多餘的熱量儲存到脂肪細胞中的油滴內。我們肚子上的肥油、大腿內側的肥肉，都是這樣來的。

第三：降低蛋白、脂肪的分解、減低葡萄糖的合成素度。因此，當胰島素分泌過多時，我們身上的脂肪就會越多。

我們進食時，血糖會波動，於是胰島素就會出動。然而，血液中的葡萄糖過量，對身體是有危害的。因此，當血液中的葡萄糖過量，盡責的胰島細胞就會分泌更多胰島素來工作，企圖達到血糖的平衡。

但細胞內所能成載的葡萄糖數量有限，當細胞已經沒有空間再讓葡萄糖進入，這時候不論身體招喚多少胰島素出來，胰島素再怎麼努力想要發揮作用讓葡萄糖進入細胞，最後仍就會以失敗告終。這麼一來，血糖怎麼也降不下來，這就是「胰島素阻抗」。此外，肥胖會造成脂肪細胞分泌更多的促發炎細胞激素，這也被提出是造成胰島素阻抗的原因。

當胰島素阻抗發生，身體持續發出血糖偏高的訊號，胰島細胞三不五時就得上工，就像那些 24 小時 on-call 的上班族一樣，時間一久肯定職業倦怠。當胰臟過勞，糖尿病前期、糖尿病就會來扣門。

不僅如此，胰島素阻抗時肝臟脂肪也會增加，導致脂肪肝越來越嚴重，另外全身性血管也可能出現病變，心臟、腎臟都會急呼救命。由此可知，胰島素是身體各部位血糖濃度控制的重要關鍵，過多過少都不好，失衡就會有一連串的身體問題產生。控制好體重，才能遠離胰島素帶來的風暴。

褪黑激素讓白色脂肪 out 棕色脂肪 in

看到這裡大家應該都理解肥胖牽涉的生理機制相當複雜，也會掀起體內的代謝風暴，肥胖不僅僅只是一個現象，世界衛生組織定義肥胖是一種慢性疾病，必須重視。

前面我們提過那些讓你肥的白色脂肪和讓你瘦的棕色脂肪以及米色脂肪。我們直覺判斷，就會知道想要變瘦，就增加棕色脂肪、減少白色脂肪。研究指出棕色脂肪在我們嬰兒時期最多，隨著年齡增長大幅減少，大多數成人棕色脂肪含量極低，根據統計，大約只占體重 0.1 ～ 0.5%。反觀白色脂肪，在女性體內大概占體重 30 ～ 40%，男性則為 15 ～ 25%。

那麼該怎麼增加棕色脂肪呢？有研究指出寒冷的刺激有幫助，另外特定物質如辣椒素、兒茶素也能提升棕色脂肪。但我們總不可能為了提高棕色脂肪比例，隨「雪」而居吧！這時候當然要請出最強瘦身荷爾蒙——褪黑激素出場了。

研究證實[2]褪黑激素能穩定血糖，調節白色脂肪的代謝和粒線體活動，促使它向米色脂肪靠近，另外褪黑激素還能增加棕色脂肪的體積和活性，讓體內棕色脂肪含量增加，燃燒效率更上一層樓。此外，研究也證實褪黑激素能降低瘦素阻抗[3]、降低胰島素阻抗[4]，幫助對抗因「瘦素阻抗」而日益嚴重的肥胖困擾，以及對抗因肥胖而帶來的胰島素阻抗問題。

有了褪黑激素就能打擊肥胖，保護身體器官

除了能對抗肥胖本身，褪黑激素當然也能解救那些因肥胖而受傷的器官們，例如對抗糖尿病腎病變、肥胖腎病變及預防膽囊老化等。

2020 年的一項實驗結果顯示，每天 3mg 的褪黑激素，能夠改善非酒精脂肪肝的肝功能並改善肝脂肪狀況[5]；同年另一項實驗證明，褪黑激素能降低藥物腎毒性，緩解如抗癌藥、抗生素、抗排斥藥物等等對腎臟所造成的負擔[6]。

2022 年研究報告指出，褪黑激素透過抗氧化、抗發炎、改善粒線體活性、增加胰島素敏感度、降低脂肪形成等路徑，改善肥胖、改善糖尿病，達到了對抗肥胖引發的腎傷害，並抑制肥胖腎病變的結果 [7]。

另外，研究也顯示，即使罹患了糖尿病，連續 3 個月補充褪黑激素，就能降低血糖、提高胰島素敏感度。即便因糖尿病惡化而到了不得不洗腎的階段，連續補充 3 個月 10mg 的褪黑激素，也能有效提升睡眠指數、胰島素敏感度，降低憂鬱躁鬱指數以及血糖值 [8]。

我們一直強調要打擊肥胖，就是為了打擊肥胖對身體所帶來的各項傷害，畢竟遭肥胖波及的範圍挺大，包括脂肪肝、糖尿病、心血管相關疾病、肥胖性腎傷害等等。再來為了治療疾病，我們吞下一次又一次的藥物，最後腎還得承擔藥物毒性。

因此，每回只要看到研究證實褪黑激素能改善上述問題，我都相當歡喜，畢竟在診間實在看到太多人為此所苦了。真心能貢獻所學，提供不一樣的治療選擇。

一旦洗腎就要洗一輩子？！沒有這種事！

「江醫師，我不想洗腎啦，我聽別人說一旦洗腎就要洗一輩子，我人生都烏有了……」在我的臨床經驗中，以北部某醫學中心的統計資料來看，曾經需要洗腎的患者，有三分之一後來不再需要洗腎。這和年紀也沒有關係，我有一位 90 歲的老先生洗腎洗了 1 年半，經過我 6 個月的努力後，他目前已經脫離洗腎，而且 4 個月之後腎絲球過濾率還有 13.5。

很多人誤以為一旦開始洗腎，一輩子就不能停，其實不一定。只要腎功能恢復到足夠代償清除廢物的程度，就可以不用洗腎。不否認確實有為數不少的人一旦洗腎就終身洗腎，但那多半是因為病情控制太差，加上發現太晚所致。

在此奉勸大家好好關心自己的腎臟健康，一旦發現有異狀，不要逃避更別誤信偏方，請遵照醫囑努力配合，如此一來，即使治療過程中需要洗腎，仍有機會停止洗腎。

07

從頭到腳的疾病，
褪黑激素都能緩解！

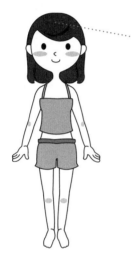

失眠

- 調節生理時鐘，重新建立正常、穩定且理想的睡眠週期
- 使體溫略降、心跳變慢，身體感到平靜、舒適

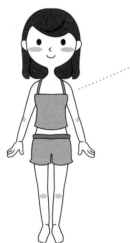

動脈粥狀硬化

- 防止自由基攻擊低密度脂蛋白，避免造成脂肪的氧化
- 抑制血小板聚集
- 減少被氧化的低密度脂蛋白與其他組織附著於血管壁上，進而形成脂肪斑塊

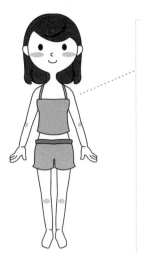

高血壓

- 保護氧化氮不受自由基攻擊，使其發揮舒張血管作用
- 防止腎臟分泌過多促使血壓上升的激素，維持血壓穩定
- 傳遞訊息給動脈上的褪黑激素受體，使血管擴張
- 傳遞訊息給下視丘上的褪黑激素受體，穩定血管的舒張和收縮

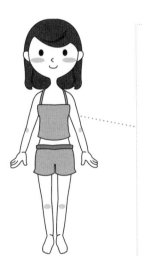

高血糖

- 褪黑激素受體保護胰島素細胞免於因蛋白質毒性而死亡
- 刺激胰島 β 細胞功能，穩定體內葡萄糖代謝功能
- 改善胰島素阻抗現象，提高身體對胰島素的反應，進而降低血糖
- 增加棕色脂肪細胞，幫助脂肪燃燒，控制體重進而穩定血糖

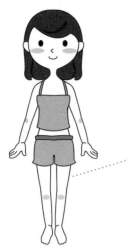

肌少症

- 減少肌肉細胞的凋亡
- 抗氧化及抗發炎作用,能減輕肌肉損傷
- 調解肌肉再生,改善肌肉癒合能力

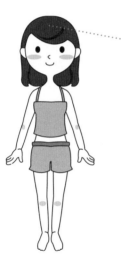

阿茲海默症

- 保護腦細胞不被自由基傷害
- 阻止腦內澱粉斑塊形成
- 減緩記憶缺失
- 改善輕症阿茲海默症的認知能力

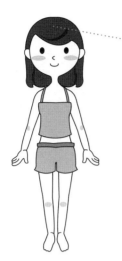

巴金森氏症

- 防止身體細胞被自由基攻擊而失去機能
- 幫助消除自由基，避免多巴胺神經元被破壞

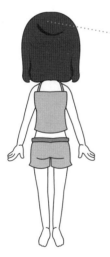

偏頭痛

- 改善睡眠，緩解睡眠不足引起的偏頭痛
- 透過中樞神經的褪黑激素受體來降低偏頭痛的發生

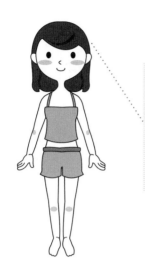

過動症

- 改善睡眠問題，避免過動症狀加重
- 改善患者的身高與體重

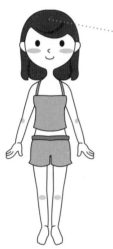

癲癇

- 保護中樞神經系統
- 避免腦部神經細胞受干擾而出現肌肉抽搐、痙攣等現象
- 減緩睡眠障礙，改善因睡眠問題而使癲癇加劇

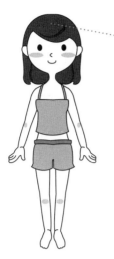

憂鬱

- 緩解睡眠，改善憂鬱症患者因失眠而憂鬱的程度

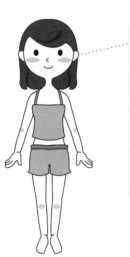

耳鳴

- 降低交感神經張力以保持迷路灌注、放鬆肌肉張力、抗憂鬱作用和抗氧化作用，從而通過血管舒張作用對耳鳴產生有利影響

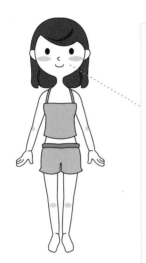

皮膚老化與受損

- 保護肌膚免於自由基傷害
- 增加毛囊數量，維持皮膚彈性與緊實度
- 抗發炎與抗氧化作用，減少細胞損傷，促進傷口癒合
- 抑制黑色素的生成並促進其分解與代謝，進而減少黑色素的聚積，達到淡斑效果

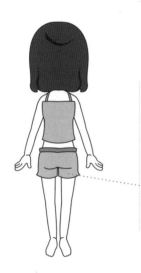

溼疹

- 增加真皮層厚度，讓皮膚更健康，免於受到刺激與感染
- 調節皮膚免疫系統，緩解過度反應刺激溼疹產生

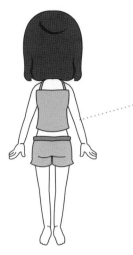

異位性皮膚炎

- 調節皮膚免疫系統,改善異位性皮膚炎
- 改善皮膚免疫功能,避免過度反應,導致發炎

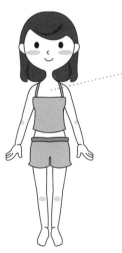

脂漏性皮膚炎

- 提高皮膚自禦能力,改善皮膚屏障功能,減緩感染的發生
- 抗氧化、抗發炎作用,緩解皮膚發炎程度

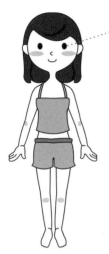

原發性隅角開放型青光眼

- 調節眼壓
- 有效清除眼部組織中產生的自由基
- 通過一種粒線體保護機制以保護眼部組織免受青光眼的傷害

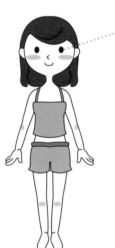

老年黃斑部退化

- 對抗自由基造成的傷害，改善視神經細胞活性與功能
- 調解細胞發炎反應，減少視神經的受損程度

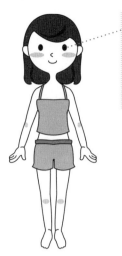

葡萄膜炎

- 抗氧化作用，減少自由基傷害，保護葡萄膜

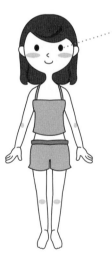

視神經炎

- 抗氧化、抗發炎作用，減輕視神經的發炎反應
- 調節免疫系統，改善發炎病變程度與頻率

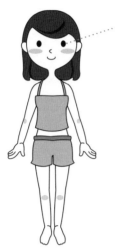

中心性漿液性脈絡膜視網膜病變

- 減少視網膜和脈絡膜中的氧化及發炎現象

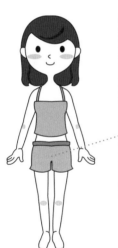

夜尿

- 改善睡眠,讓抗利尿激素得以正常分泌,進而改善夜尿
- 改善膀胱過動症狀,減少夜間頻尿
- 改善腎臟的濃縮機轉

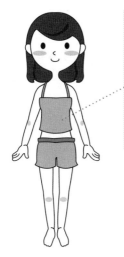

胃食道逆流

- 幫助黏膜生長和修復
- 保護胃黏膜免於刺激物傷害
- 降低發炎反應

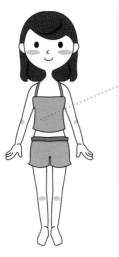

非酒精性脂肪肝

- 促進脂肪酸氧化代謝、抑制脂肪酸合成，減少脂肪堆積於肝臟部位
- 促進肝細胞的修復和再生，並減少肝細胞的損傷

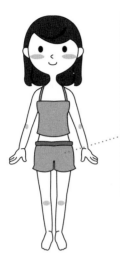

腸躁症

- 改善發炎反應，維護腸道黏膜屏障功能
- 抗氧化作用，能減少自由基的生成和活性，維護腸道細胞
- 重建腸道菌叢的生態平衡

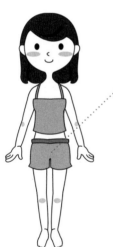

大腸炎

- 緩解發炎反應，改善組織損傷
- 抗氧化作用，減少腸道內自由基的產生，進而緩解發炎症狀

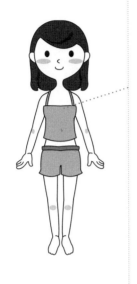

心臟病（心衰竭／冠心症／心肌病變）

- 避免自由基傷害，對抗氧化
- 減少細胞凋亡與壞死
- 降低過高的血壓
- 維持血中膽固醇濃度正常
- 預防低密度脂蛋白被氧化和黏聚血管內壁
- 控制心臟肥大程度
- 減緩心肌纖維化現象
- 使神經和情緒放鬆，減輕心臟的負擔
- 稀釋血小板黏度，防止血栓形成

Part 3

褪黑激素有多好？
江醫師的私房處方

01

肌膚問題篇

我們常說愛美是女人的天性，根據我的觀察還真是這樣，每回談論醫療議題，只要內容和瘦身、撫平皺紋、淡斑等相關，在場女性朋友的反應總是熱絡。因此在這專欄裡，我就特地來聊聊褪黑激素對皮膚的幫助。

喚回亮白 Q 彈肌膚

從前面章節中，我們已知褪黑激素具有優秀的抗老化作用，只要好好使用它，能讓人從內到外華麗轉身。褪黑激素的抗老化當然也作用於皮膚。它理想的抗氧化能力，能保護我們肌膚免於自由基傷害，減緩肌膚老化的速度。另外褪黑激素能幫助調節皮膚的生理活動，促進 ATP（三磷酸腺苷）的生產，讓肌膚細胞的更新和修復更加順暢且穩定。

不僅如此，褪黑激素也能幫助增加毛囊數量，維持皮膚彈性與緊實度，如此一來，肌膚才能維持水嫩 Q 彈。

邁入熟齡之後，除了對抗地心引力之外，在臉上悄然出現的各種斑斑點點等違章建築也是令人氣惱，也因此不少人對於皮膚醫美躍躍欲試。其實想要淡斑，褪黑激素就是得力助手。

　　褪黑激素可以抑制黑色素的生成，根據研究[1]顯示，單單將褪黑激素以乳液、乳霜等形式塗抹於皮膚表面，就足以產生淡斑效果，若是再加上塗抹防曬產品，或搭配以口服形式攝取褪黑激素，淡斑效果更是顯著。相信對眾多愛美人士而言，是個再好不過的選擇！

改善惱人皮膚炎

　　除了讓肌膚更年輕、更亮白，褪黑激素對於常見的皮膚炎症，如異位性皮膚炎、溼疹、脂漏性皮膚炎等具有益處，能改善病情。

　　一份針對異位性皮膚炎患者的實驗[2]證實，在治療期間使用褪黑激素的患者，比起使用安慰劑的患者，其皮膚炎的嚴重程度皆有較大幅度的改善，顯示褪黑激素對改善病況有顯著影響。

02

腸胃困擾篇

為什麼要特別提腸胃呢？現代人生活節奏快速，在忙碌、壓力等多方夾擊下，往往顧不得腸胃健康，因此多數人的腸胃力都亮著紅燈。

根據健保署的統計資料，國人使用最多的指示用藥中，與腸胃相關的就占了二個名額，分別是第一名的改善便祕的緩瀉劑以及第二名的胃藥，足以見得大家的腸胃健康有多堪憂。

拯救你的胃

胃痛的時候相信大家第一個想法不外乎：趕緊吞胃藥。你知道嗎？除了胃藥之外，褪黑激素一樣能拯救你的胃。早在 2010 年就有研究[3]證實，不論單獨使用褪黑激素、單獨使用腸胃藥——奧美拉唑 (Omeprazole)，抑或是聯合使用兩者，三種方法都能改善胃食道逆流。

另外 2020 的實驗[4]更進一步證實，補充褪黑激素能有效治療與幽門桿菌相關的消化不良問題，特別是針

對體內褪黑激素量正快速減少的停經女性。這些研究都告訴我們，褪黑激素是現行藥物之外有效的選擇。

安撫你的腸道

腸道向來有人體中第二個大腦之稱，這是因為它擁有人體第二多且複雜的神經細胞，而且可以不受中樞神經系統的控制而獨立運作。

不僅如此，腸道和大腦雖然相隔遙遠，卻關係密切，彼此之間透過「腦腸軸」相互影響，所以有人一緊張就想跑廁所、有人腸道不健康導致心情不美麗。因此，腸道健康對於整體身心靈健康的影響力絕對不容小覷。

大家都知道我並不認同凡事靠藥物解決，腸胃道問題我的立場一致。很開心有越來越多研究顯示，褪黑激素對於維持腸道健康有幫助。例如 2003 年 Dr. Steven Mann 研究顯示褪黑激素能夠抑制潰瘍性結腸炎的發炎反應；2011 年 Chojnacki 與其他研究員所進行的實驗證實褪黑激素對於自體免疫性疾病及免疫系統失調等，具有一定的影響力及改善效果。

另外，也有研究 [5] 證實，患有腸躁症的人在睡前服用 3mg 褪黑激素，持續兩週可以明顯改善腸道的不適症狀並且降低腸道敏感度。

03

新冠肺炎篇

2019 年底新冠肺炎疫情（COVID-19）爆發，接著快速度蔓延全球，從 2020 年開始，全世界都活在 COVID-19 的威脅下。2023 年 5 月 5 日世界衛生組織解除了這歷時 3 年的全球公衛緊急狀態，最艱難的時刻已過，大家辛苦了！

要留意的是，解除不代表威脅消失，事實上新冠病毒仍然存在於我們的社區內，我們還是得需要讓自己具備對抗病毒的能力與條件。特別是解封後大家開始旅行，全球病毒間的傳播免不了繼續。

提高抵抗力並降低感染程度

那麼除了施打疫苗之外，我們還有什麼好辦法力抗感染呢？有的，解方正是褪黑激素。褪黑激素在免疫調節和抗感染方面的表現有目共睹，研究[6] 指出，褪黑激素能對抗病毒的活性，有助於減少感染的嚴重程度與時間，另外它也能強化人體的防禦機制，有助於提高宿主對感染的抵抗力。

實際上有多份研究證實，褪黑激素在治療 Covid-19 上不比現行用藥差。

例如 2022 年的一份中繼分析[6]顯示，比起傳統治療方式，使用褪黑激素治療新冠肺炎所造成的死亡率大大降低。同一年的試驗分析[7]也顯示，針對新冠肺炎感染者的治療，使用褪黑激素臨床恢復率較好、入住重症監護病房率較低、死亡風險率也較低。

保護細胞加強後天免疫力

褪黑激素怎麼對抗新冠肺炎呢？幾個重要機轉，如它能提高抗氧化活性，幫助捕捉自由基，保護細胞不受到傷害；能加強後天免疫反應，幫助我們體內識別和對抗特定的病原體，讓我們遭受感染時體內能有更快的反應：提升負責產生抗體、對抗感染的 B 淋巴細胞和 T 淋巴細胞數量：減緩 NLRP3 反應，讓感染時發炎反應能降低。

總而言之，褪黑激素能幫助增強我們身體對外來病毒的耐受性，當感染時炎症反應能下降、修復再生能力能增強，同時提高對 COVID-19 的抵抗力。以上種種都是褪黑激素能力抗新冠肺炎的原因，褪黑激素對我們來說具有護身符效果。

附錄

參考文獻

PART 1 如果真有神奇藥物，它就叫：褪黑激素

01 褪黑激素 Q&A 秒懂神奇荷爾蒙

1. Curr Neuropharmacol. (當代神經藥理學) 2017 Apr; 15(3): 434–443.

2. J Clin Sleep Med.(臨床睡眠醫學雜誌) 2017 Feb 15; 13(2): 275-281.

PART 2 褪黑激素的不思議保護力，助你身體逆轉勝

02 抗老化，就從活化幹細胞、打擊自由基開始！

1. J Pineal Res.(松果研究雜誌) 2010 Aug; 49(1): 1-13.

2. Journal of Pineal Research(松果研究雜誌), Volume: 62, Issue: 2, First published: 13 October 2016.

3. Exp Gerontol.(實驗性老人病學) 1993; 28: 313-21.

4. Annals of the New York Academy of Sciences(紐約科學院年報), 1988; 521: 140-48.

5. Immunopharmacology, 1992; 23:81-89.

6. Journal of Pineal Research(松果研究雜誌),1995; 18: 84-89.

7. Journal of Immunology(免疫學雜誌),1994; 153:2671-80.

8. Journal of Pineal Research(松果研究雜誌), 1995; 18: 84-89.

9. Medical Laboratory Science, 1992; 49: 313-18.

10. Pergamon, 1994; 55(15): 271-76.

11. Brazilian Journal of Medical and Biological Research(巴西醫學和生物研究雜誌), 1993; 26: 1141-55.

12. Journal of Pineal Research(松果研究雜誌), 1994; 16: 198-201.

13. Int J Mol Sci.(國際分子科學雜誌) 2022 Feb; 23(3): 1238.

14. Ageing Res Rev.(衰老研究評論) 2018 Nov; 47: 198-213.

15. Journal of Pineal Research(松果研究雜誌), Volume: 61, Issue: 2, Pages: 127-137, First published: 06 June 2016.

16. Clin Exp Pharma Physio(臨床和實驗藥理學和生理學), Volume: 45, Issue: 8, Pages: 755-766, First published: 30 March 2018.

17. Molecules.(分子) 2021 Feb 4; 26(4): 811.

18. Am. J. Med.(美國醫學雜誌) 2006; 119: 898–902.

19. Clin Nutr. 2021 Jul; 40(7): 4595-4605.

20. J Int Med Res.(國際醫學研究雜誌) 2007; 35(5): 685–91.

21. Mishimak, et al. J Clin Endocrinol Metabolism 2001; 86(1): 129-134.

22. Ageing Res Rev.(衰老研究評論) 2021 Sep; 70: 101394.

23. Exp Gerontol.(實驗性老人病學) 2021 Jul 1; 149: 111319.

24. Int J Mol Med.(國際分子科學雜誌) 2021 May; 47(5): 82.

25. Nutrients. 2022 May 9; 14(9): 1985.

26. J Neurosci Res.(神經科學研究雜誌) 2018 Jul; 96(7): 1136-1149.

27. J Neurosci Res.(神經科學研究雜誌) 2018 Jul; 96(7): 1136-1149.

28. Parkinsonism Relat Disord. 2020 Jun; 75: 50-54.

29. Touitou Y, et al. Acta Endocrinol(Copenh) 1985 Jan; 108(1): 135-44.

30. Tamura H, et al. J Pineal Res. 2008 Aug;45(1); 101-5.

31. Sirin FB, et al. Turk J Med Sci. 2015; 45(5): 1073-7.

32. Annals of the New York Academy of Sciences(紐約科學院年報),1998; 521: 140-48.

33. Psychiatry Research(精神病學研究), 1987; 22: 179-91.

34. American Journal of Epidemiolog(美國流行病學雜誌), Volume 190, Issue 12, December 2021, Pages 2639–2646.

02 抑制肺心肝腎纖維化，延緩器官損傷與衰竭！

1. Journal of Pineal Research(松果研究雜誌), Volume: 60, Issue: 2, Pages: 121-131, First published: 17 December 2015.

2. Journal of Pineal Research(松果研究雜誌), Volume: 60, Issue: 2, Pages: 121-131, First published: 17 December 2015.

3. Journal of Pineal Research(松果研究雜誌), Volume: 60, Issue: 2, Pages: 121-131, First published: 17 December 2015.

4. Life Sei.(生命科學) 2018 May 15; 201:17-29.

5. Cells(細胞) 2021; 10(7), 1682.

6. Int J Mol Sci.(國際分子科學雜誌) 2022 Jan 11; 23(2):747.

7. Complement Ther Med. (醫學補充療法) 2020 Aug; 52:102452.

8. Cell Mol Life Sci.(細胞和分子生命科學) 2017 Nov; 74(21):3955-3964.

9. Trials . 2021 Mar 25; 22(1):231.

03 全面防堵癌細胞增生轉移，降低抗癌副作用！

1. British Journal of Cancer (英國癌症期刊), 1994; 69: 196-99.

2. Cancer Chemotherapy and Pharmacology(癌症化學療法和藥理學), 2012 May, 69(5): 1213–20.

3. Anticancer Res. (抗癌研究) May-Jun 2000; 20(3B): 2103-5.

4. J Res Med Sci. (醫學研究雜誌) 2010 Jul-Aug; 15(4): 225-228.

5. Oncology 48: 448-450.

6. Hepatobiliary Pancreat Dis Int 1: 183-186, 2002.

7. Rev Assoc Med Bras. (巴西醫學會雜誌) 2019 Jun 3; 65(5): 699-705.

8. Int Immunopharmacol.(病理學研究與實踐) 2022 Jul; 108: 108890.

9. Eur J Pharmacol.(澳洲藥理學雜誌) 2021 Sep 15; 907: 174365.

10. Cell.(細胞) 2011 Mar 4; 144(5): 646-74.

11. Molecules.(分子) 2018 Mar; 23(3): 518.

12. Journal of Pineal Research(松果研究雜誌), Volume: 62, Issue: 1, First published: 05 October 2016.

13. The Journal of pathology, 214(3): 283-293.

14. Int Immunopharmacol.(國際免疫藥理學雜誌) 2022 Jul; 108: 108890.

15. Oxid Med Cell Longev. 2020 May 21; 2020: 6841581.

16. Life Sci.(生命科學) 2018 Mar 1; 196: 143-155.

17. Isr Med Assoc J.(以色列醫學協會期刊) Mar-Apr 2016;18(3-4):188-92.

18. Cancer Chemotherapy and Pharmacology(癌症化學療法與藥理學), 2012 May, 69(5): 1213-20.

19. Integr Cancer Ther.(癌症綜合治療) 2012 Dec; 11(4): 293-303.

20. Journal Cellular Physiology(細胞生理學雜誌), Volume: 234, Issue: 5, Pages: 5613-5627.

04 預防、減緩骨質流失，取得健康骨本主控權！

1. Journal of Pineal Research(松果研究雜誌), Volume: 56, Issue: 2, Pages: 115-125, First published: 26 December 2013.

2. Journal of Pineal Research(松果研究雜誌), Volume: 56, Issue: 2, Pages: 115-125, First published: 26 December 2013.

3. Journal of Pineal Research(松果研究雜誌), Volume: 59, Issue: 2, Pages: 221-229, First published: 03 June 2015.

4. Aging. 2017;9:256-285.

5. Journal of Pineal Research(松果研究雜誌), Volume: 59, Issue: 2, Pages: 221-229, First published: 03 June 2015.

6. Int J Mol Med.(國際分子科學雜誌) 2021 May; 47(5): 82.

7. Int J Mol Med.(國際分子科學雜誌) 2021 May; 47(5): 82.

8. J Periodont Res.(牙齒研究雜誌) 2020;55:61-67.

9. J Dent Res Dent Clin Dent Prospects. 2017 Autumn; 11(4): 236-240.

10. Inflammopharmacology. 2019 Feb;27(1):67-76.

11. Ageing Res Rev(衰老研究評論). 2021 Sep;70:101394.

12. Journal of Pineal Research(松果研究雜誌), Volume: 71, Issue: 3, First published: 26 August 2021.

05 連防不慎防的慢性疼痛症，也能夠輕鬆緩解！

1. Journal of the Formosan Medical Association(台灣醫誌), 2019 Aug; 118(8):1177-1186.

2. Complement Ther Clin Pract.(臨床實踐輔助治療), 2020 Feb;38:101072.

3. Eur. J. Clin. Pharmacol.(歐洲臨床藥理學雜誌), 2021;77:1649-1663.

4. Cancer Chemotherapy and Pharmacology(癌症化療和藥理學), 2012 May, 69(5):1213-20.

5. Restorative Neurology and Neuroscience(修復神經學與神經科學), vol.35, no.4, pp. 385-393, 2017.

6. Pain: June 2013, Volume 154, Issue 6, p874-881.

06 增加瘦身脂肪幫助減肥，降低未來洗腎風險！

1. Nutrition.(營養雜誌), Nov-Dec 2021;91-92:111399.

2. Pharmacol Res.(藥理研究學) 2021 Jan; 163:105254.

3. Behav Brain Res.(行為大腦研究) 2022 Jan 24; 417:113598

4. Molecular Endocrinology(分子內分泌學), Volume 29, Issue 5, 1 May 2015, Pages 682-692.

5. Complement Ther Med. 2020 Aug; 52:102452.

6. Nefrologia (Engl Ed.)(腎臟病學 英文版) an-Feb 2020; 40(1):12-25.

7. Int J Mol Sci.(國際分子科學雜誌) 2022 Jan 11; 23(2):747.

8. J Ren Nutr.(腎臟營養雜誌) 2020 May ;30(3):242-250.

PART3 褪黑激素有多好？ 江醫師的私房處方

1. Journal of the Association of Arab Universities for Basic and Applied Sciences, 8, 30-42.

2. JAMA Pediatr(美國醫學會雜誌 ‧ 兒科). 2016 Jan; 170(1):35-42.

3. BMC Gastroenterol. 2010; 10: 7.

4. BMC Womens Health. 2020; 20: 262.

5. Gut 2005; 54:1402-1407.

6. Front Immunol. 2021 May 31 ;12:683879.

7. J Med Virol. 2022 May; 94(5): 2102–2107.

褪黑激素：修復身體的小精靈

啟動好眠、抗老、防癌、保骨、止痛、自癒力

作　　者：江守山
特約編輯：呂芝萍、呂芝怡、凱特
封面設計：謝彥如
美術設計：洪祥閔
內頁插畫：蔡靜玫

社　　長：洪美華
主　　編：何　喬
出　　版：幸福綠光股份有限公司
地　　址：台北市杭州南路一段 63 號 9 樓之 1
電　　話：(02)23925338
傳　　真：(02)23925380
網　　址：www.thirdnature.com.tw
E－m a i l：reader@thirdnature.com.tw
印　　製：中原造像股份有限公司
初　　版：2023 年 11 月
初版 3 刷：2024 年 7 月
郵撥帳號：50130123 幸福綠光股份有限公司
定　　價：新台幣 320 元（平裝）

總經銷：聯合發行股份有限公司
新北市新店區寶橋路 235 巷 6 弄 6 號 2 樓
電話：(02)29178022 傳真：(02)29156275

國家圖書館出版品預行編目資料

褪黑激素：修復身體的小精靈
啟動好眠、抗老、防癌、保骨、
止痛／江守山著 -- 初版 . -- 臺
北市：幸福綠光，2023.11
面；　公分

ISBN 978-626-7254-31-8
（平裝）

1. 預防醫學　2. 激素
3. 保健常識

412.5　　　　　112016967

新自然主義

新自然主義